Oculto Feminino

Antologia de Textos Ocultistas
de Mulheres do Século XIX

Volume I

Seleção, tradução e notas
Lilian Dionysia

AJNA

Apresentação 7

1 **Ocultismo prático** 11
H. P. Blavatsky

2 **Ocultismo *versus* artes ocultas** 27
H. P. Blavatsky

3 **Ocultismo, semiocutismo e pseudo-ocultismo** 51
Annie Besant

4 **Fogo divino** 83
Hattie A. Browne

5 **Magia** 95
Jessie Horne

6 **Luz astral** 103
Louise A. Off

7 **Filosofia do som** 115
Charlotte E. Woods

8 **Felicidade** 127
Elsie Barker

9 **Harmonia** 145
Amy N. Wharton

10 **Paz** 157
Adelaide A. Deen Hunt

11 **A morte como uma experiência psíquica** 167
Mabel Collins

Notas 186
Bibliografia 204

Apresentação

Elas sempre existiram — deusas, sacerdotisas, feiticeiras, curandeiras, discípulas, santas, filósofas, mestras, místicas. Adoradas em alguns momentos, desprezadas em outros, mantiveram viva, em diversas culturas e tradições religiosas, a chama do mistério e da espiritualidade.

Na mitologia romana, a deusa Vênus, símbolo do amor e da beleza, foi associada a Lúcifer, a personificação do mal. No Gênesis, Eva é responsabilizada por todos os males da humanidade. Entre os doze discípulos, havia uma mulher cujo legado foi obscurecido por um passado que a condena. A Virgem Mãe, símbolo de consolo, foi reconciliada com a religião dos homens, elevada ao lado da Divindade, mas curiosamente excluída da Trindade, uma estrutura que carece da polaridade feminina.

Desde tempos imemoriais, a história tem sido narrada pela ótica masculina, patriarcal e misógina, a ponto de, em certa época, questionar-se se a mulher possuía alma. Concluiu-se que sim — afinal, se o Diabo podia possuí-la, como ela não teria alma? Esse argumento foi usado para condenar mulheres à fogueira durante a Inquisição, reconhecendo-lhes uma alma, embora considerada inferior.

O apagamento da atuação feminina vai além das esferas social, educacional e política;

estende-se também ao místico e religioso. Esse silêncio clama por expressão, reivindicando o lugar da mulher — não à frente nem atrás do homem, mas ao seu lado, em uma relação de colaboração, não de competição.

No século XIX, desafiando todas as probabilidades, uma mulher se destacou ao revelar que a harmonia da natureza depende da interação de polaridades opostas, essencial para o fluxo da vida — *yin e yang*, como é conhecido no Oriente. H. P. Blavatsky ensinava que a separatividade é um estado temporário e dual da matéria, não da verdadeira unidade da consciência que permeia todos os seres.

A mulher é a pedra angular da sociedade, e seu poder criativo vai além de gerar a vida. Ela é portadora da luz, do amor e da beleza. Seu poder intuitivo a conecta ao mistério divino, permitindo-lhe acolher e curar as dores do mundo. Esse é seu verdadeiro empoderamento: o autoconhecimento de sua essência divina.

A obra *Oculto Feminino* nos oferece uma coletânea de textos de notáveis pensadoras, convidando-nos a desvendar os mistérios da vida. Essas mulheres, apesar de viverem em uma época específica, habitam a atemporalidade do eterno. Suas vozes ecoam no silêncio, alcançando quem está disposto a ouvir.

MARCIA ROZENWALD
Membra da Sociedade Teosófica

1

Ocultismo prático

H. P. Blavatsky
Revista *Lucifer** Londres, 1888

IMPORTANTE PARA OS ESTUDANTES

Como mostram algumas das cartas na CORRESPONDÊNCIA[1] deste mês, há muitas pessoas que procuram instrução prática em ocultismo. Torna-se necessário, portanto, afirmar de uma vez por todas:

- a diferença essencial entre ocultismo teórico e prático, ou o que é geralmente conhecido como teosofia, por um lado, e ciência oculta, por outro; e
- a natureza das dificuldades envolvidas no estudo desta última.

---

* O nome dos periódicos foi mantido em sua forma original em inglês.

É fácil tornar-se um teosofista. Qualquer pessoa de capacidade intelectual mediana e inclinação para o metafísico; de vida pura e altruísta, que encontra mais alegria em ajudar o próximo do que em receber ajuda para si mesmo; aquele que está sempre pronto para sacrificar seus próprios prazeres pelo bem de outras pessoas; e quem ama a verdade, a bondade e a sabedoria por si mesmas, não pelo benefício que possam conseguir – é um teosofista.

Mas é outra questão colocar-se no caminho que leva ao conhecimento do que é bom fazer, como ao correto discernimento entre bem e o mal; um caminho que também conduz o homem àquela força pela qual ele pode fazer o bem que deseja, muitas vezes sem sequer levantar um dedo.

Além disso, há um fato importante com o qual o estudante deve inteirar-se. Ou seja, a enorme, quase ilimitada, responsabilidade assumida pelo instrutor pelo bem do discípulo. Desde os gurus do Oriente, que ensinam aberta ou secretamente, até os poucos cabalistas nas terras ocidentais que se comprometem a ensinar os rudimentos da Ciência Sagrada a seus discípulos – esses hierofantes ocidentais muitas vezes ignoram o perigo em que incorrem – todos esses "instrutores" estão sujeitos à mesma lei inviolável. A partir do momento em que começam realmente a ensinar e a conferir qualquer poder – seja psíquico, mental ou físico

– a seus discípulos, eles assumem todos os seus pecados, em conexão com as ciências ocultas, seja de omissão ou comissão, até o momento em que a iniciação faz do discípulo um mestre e responsável por sua vez. Há uma lei religiosa estranha e mística, muito reverenciada e praticada na Igreja Grega, meio esquecida na Igreja Católica Romana e absolutamente extinta na Igreja Protestante. Data dos primeiros dias do cristianismo e tem sua base na lei que acabamos de mencionar, da qual era um símbolo e uma expressão. Este é o dogma da absoluta sacralidade da relação entre os padrinhos que se tornam responsáveis por uma criança.* Estes assumem tacitamente todos os pecados da criança recém-batizada (ungida, como na iniciação, um verdadeiro mistério!) até o dia em que a criança se torna responsável por si mesma, conhecendo o bem e o mal. Assim, fica claro porque os "Instrutores" são tão reticentes e porque os "Chelas" são obrigados a cumprir uma provação de sete anos para comprovar sua aptidão e desenvolver as qualidades necessárias para a segurança tanto do mestre quanto do discípulo.

---

* Tão sagrada é a conexão assim formada, considerada na Igreja Ortodoxa Grega, que o casamento entre os padrinhos do mesmo afilhado é visto como o pior tipo de incesto, é tido como ilegal e é dissolvido por lei; e essa proibição absoluta se estende até mesmo aos filhos de um dos padrinhos em relação aos filhos do outro.

Ocultismo não é magia. É comparativamente fácil aprender o truque dos feitiços e os métodos de usar as forças mais sutis, mas ainda materiais, da natureza física; os poderes da alma animal no homem são logo despertados; as forças que seu amor, seu ódio, sua paixão podem colocar em operação são prontamente desenvolvidas. Mas isso é magia negra – feitiçaria. Pois é o motivo, e somente o motivo, que faz com que qualquer exercício de poder se torne magia negra, maligna, ou branca, benéfica. É impossível empregar forças espirituais se houver o menor vestígio de egoísmo no operador. Pois, a menos que a intenção seja inteiramente pura, o espiritual se transformará no psíquico, agirá no plano astral e resultados terríveis poderão ser produzidos por ele. Os poderes e forças da natureza animal podem igualmente ser usados pelos egoístas e vingativos, assim como pelos altruístas e indulgentes; os poderes e as forças do espírito se prestam apenas aos perfeitamente puros de coração – e isso é magia divina.

Quais são, então, as condições necessárias para se tornar um discípulo da "Sabedoria Divina"? Pois saiba-se que tal instrução não pode ser dada a menos que certas condições sejam cumpridas e rigorosamente realizadas durante os anos de estudo. Esta é uma condição obrigatória. Nenhuma pessoa pode nadar a menos que entre em águas profundas. Nenhum pássaro pode voar a menos que suas asas tenham crescido, e ele tenha espaço diante de si e coragem para confiar no ar. Uma pessoa que empunha uma espada de dois gumes deve ser um mestre completo na arte da arma sem corte, se não quiser ferir a si mesmo – ou o que é pior – os outros, na primeira tentativa.

Para dar uma ideia aproximada das condições sob as quais o estudo da Sabedoria Divina pode ser realizado com segurança, isto é, sem perigo de que o divino dê lugar à magia negra, uma sequência das "regras particulares" é dada, das quais todo instrutor do Ocidente deve ter conhecimento. As poucas passagens que se seguem são escolhidas entre inúmeras e explicadas entre colchetes.

1. O local selecionado para receber instruções deve ser pensado para não distrair a mente e não ser cheio de objetos (magnéticos) "evolutivos de influência". As cinco cores sagradas reunidas em um círculo devem estar presentes, entre outras coisas. O local deve estar livre de qualquer influência maligna pairando no ar.

[O local deve ser reservado e somente para esse propósito. As cinco "cores sagradas" são os matizes prismáticos dispostos de certa maneira, pois são muito magnéticos. Por "influências malignas" entende-se quaisquer perturbações por meio de conflitos, brigas, sentimentos ruins etc., pois estes impregnam imediatamente a luz astral, isto é, na atmosfera do lugar, e ficam "no ar". Esta primeira condição parece bastante fácil de realizar, mas – considerando melhor, é uma das mais difíceis de se obter.]

2. Antes que seja permitido ao discípulo estudar "frente a frente", ele deve adquirir compreensão preliminar em uma companhia seleta de outros *upasakas* (discípulos) leigos, cujo número deve ser ímpar.

["Frente a frente" significa, neste caso, um estudo independente ou separado dos outros, quando o discípulo obtém sua instrução diante de si (seu Eu Divino superior) ou com seu guru. Só então cada um recebe as informações que lhe são devidas, de acordo com o uso que fez de seu conhecimento. Isso só pode acontecer no final do ciclo de instrução.]

3. Antes de você (o instrutor) transmitir ao seu *Lanu* (discípulo) as boas (sagradas) palavras do LAMRIN, ou permitir que ele "se prepare" para o *Dubjed*, deve

tomar cuidado para que sua mente
esteja completamente purificada e em
paz com todos, especialmente com
seus outros eus. Senão, as palavras da
Sabedoria e da boa Lei se espalharão e
serão levadas pelos ventos.

["Lamrin" é uma obra de instruções práticas, escrita por Tsonkhapa,[2] em duas partes, uma para fins eclesiásticos e exotéricos, a outra para uso esotérico. "Preparar-se" para o *Dubjed* é organizar os instrumentos para a vidência, como espelhos e cristais. Os "outros eus" referem-se aos colegas. A menos que reine a completa harmonia entre os aprendizes, nenhum sucesso é possível. É o instrutor quem faz as seleções de acordo com as naturezas magnética e elétrica dos alunos, reunindo e ajustando com o máximo cuidado os elementos positivos e negativos.]

4. O *upasaka* enquanto estuda deve ter o
cuidado de estar unido como os dedos
de uma mão. Você deve incutir em sua
mente que tudo o que fere um deve
ferir os outros, e se a alegria de um
não encontra eco no peito dos outros,
então as condições necessárias estão
ausentes e é inútil prosseguir.

[Isso dificilmente pode acontecer se a escolha preliminar é consistente com a condição magnética exigida. Sabe-se que os *chelas* promissores e aptos para a recepção da verdade tiveram que esperar anos por causa de seu temperamento e da impossibilidade que sentiam de se sintonizar com os seus companheiros.]

5. Os condiscípulos devem ser afinados pelo guru como as cordas de um alaúde (vina), cada um sendo diferente do outro, mas cada um emitindo sons em harmonia com todos. Coletivamente, eles devem formar um teclado respondendo em todas as suas partes ao seu toque mais leve (o toque do mestre). Assim, suas mentes se abrirão para as harmonias da Sabedoria, para vibrar como conhecimento através de cada um e de todos, resultando em efeitos agradáveis aos deuses dirigentes (anjos tutelares ou patronos) e úteis aos *Lanu*. Assim, a Sabedoria ficará gravada para sempre em seu coração e a harmonia da lei nunca será quebrada.
6. Aqueles que desejam adquirir o conhecimento que conduz aos *Siddhis* (poderes ocultos) devem renunciar a

todas as vaidades da vida e do mundo (segue aqui a enumeração dos *Siddhis*).

7. Ninguém pode sentir que há diferença entre si e seus colegas, como "eu sou o mais sábio", "sou mais santo e agradável ao professor, ou em minha comunidade, do que meu irmão" etc., e continuar sendo um *upasaka*. Seus pensamentos devem estar predominantemente fixos em seu coração, expulsando de lá todo pensamento hostil a qualquer ser vivo. Ele (o coração) deve estar cheio do sentimento de sua não separação do resto dos seres, assim como de tudo na Natureza; caso contrário, não haverá sucesso.

8. Um *Lanu* (discípulo) deve temer apenas a influência viva externa (emanações magnéticas de criaturas vivas). Por essa razão, enquanto estiver em harmonia com todos, em sua natureza interior, ele deve tomar cuidado para separar seu corpo exterior (externo) de toda influência estranha: ninguém deve beber de seu copo ou comer de sua tigela, exceto ele mesmo. Deve evitar o contato corporal (isto é,

ser tocado ou tocar) com humanos,
assim como com animais.

[Não são permitidos animais de estimação e é proibido até mesmo tocar em certas árvores e plantas. O discípulo deve viver, por assim dizer, em seu próprio ambiente a fim de individualizá-lo para propósitos ocultos.]

9. A mente deve permanecer insensível a tudo, exceto às verdades universais da natureza, para que a "Doutrina do Coração" não se torne apenas a "Doutrina do Olho" (isto é, um ritualismo esotérico vazio).

10. Nenhum alimento animal de qualquer espécie, nada que tenha vida em si, deve ser ingerido pelo discípulo. Nenhum vinho, nenhum destilado ou ópio deve ser usado: pois estes são como os *Lhamayin* (espíritos malignos), que se prendem aos incautos e devoram o entendimento.

[Supõe-se que o vinho e as bebidas alcoólicas contenham e preservem o magnetismo ruim de todas as pessoas que ajudaram na sua fabricação; e que a carne de cada animal preserva as características psíquicas de sua espécie.]

11. Meditação, abstinência em tudo, a observação dos deveres morais, os pensamentos gentis, as boas ações e as palavras bondosas, assim como a boa vontade para com todos e o completo esquecimento de si mesmo, são os meios mais eficazes para obter conhecimento e se preparar para receber a sabedoria superior.
12. É apenas em virtude de uma estrita observância das regras anteriores que um *Lanu* pode esperar adquirir, em bom tempo, os *Siddhis* dos *Arhats*,[3] o crescimento que o torna gradualmente Uno com o TODO UNIVERSAL.

Esses doze extratos são retirados de setenta e três regras, as quais seria inútil enumerar, pois não teriam significado na Europa. Mas mesmo essas poucas são suficientes para mostrar as imensas dificuldades que cercam o caminho do aspirante a "Upasaka", que nasceu e foi criado em terras ocidentais.*

---

* Lembre-se de que todos os "Chelas", mesmo os discípulos leigos, são chamados de *Upasaka* até depois de sua primeira iniciação, quando se tornam *Lanu-Upasaka*. Até hoje, mesmo aqueles que pertencem a *Lamaserias* e são separados, são considerados "leigos".

Toda a educação ocidental, especialmente a inglesa, é impregnada do princípio da emulação e da luta; cada criança é incentivada a aprender mais rapidamente, a superar seus companheiros e a superá-los em todos os aspectos possíveis. O que se chama erroneamente de "rivalidade amigável" é assiduamente cultivado, e o mesmo espírito é nutrido e fortalecido em cada detalhe da vida.

Com essas ideias "incutidas" nele desde a infância, como um ocidental pode se sentir em relação a seus colegas "como os dedos de uma mão"? Esses colegas também não são de sua própria escolha, ou escolhidos por ele mesmo por simpatia e apreço pessoal. São escolhidos por seu professor por motivos muito diferentes, e aquele que deseja ser um discípulo deve primeiro ser forte o suficiente para eliminar de seu coração todos os sentimentos de aversão e antipatia pelos outros. Quantos ocidentais estão prontos até mesmo para tentar isso seriamente?

E ainda os detalhes da vida cotidiana, o preceito de não tocar nem mesmo a mão dos mais próximos e queridos. Que é contrário às noções ocidentais de afeto e bons sentimentos! Como parece frio e duro. Egoísta também, diriam as pessoas, abster-se de dar prazer aos outros em prol do próprio desenvolvimento. Pois bem, que aqueles que pensam assim adiem, para outra vida, a tentativa de entrar no caminho com real seriedade. Mas que não se vangloriem de seu suposto altruísmo desinteressado. Pois, na realidade, são apenas as supostas aparências que permitem que os enganem, as noções convencionais, baseadas no emocionalismo e no entusiasmo, ou na chamada polidez, coisas da vida irreal, e não os ditames da Verdade.

Mas, mesmo deixando de lado essas dificuldades, que podem ser consideradas "externas", embora sua importância não seja menos significativa, como os estudantes ocidentais podem "sintonizar-se" com a harmonia como aqui exigido? O individualismo cresceu tanto na Europa e na América que não há escola de artistas cujos membros não se odeiem e não tenham ciúmes uns dos outros. O ódio e a inveja "profissionais" tornaram-se proverbiais; os homens procuram cada um se beneficiar a todo custo, e até mesmo as chamadas cortesias da vida são apenas uma máscara oca que cobre esses demônios do ódio e da inveja.

No Oriente, o espírito da "não separatividade" é inculcado tão firmemente desde a infância quanto no Ocidente o espírito de rivalidade. Ambições, sentimentos e desejos pessoais não são encorajados a crescer de forma tão desenfreada lá. Quando o solo é naturalmente fértil, é cultivado da maneira certa, e a criança se torna uma pessoa em quem o hábito de subordinar o eu inferior ao superior é forte e poderoso. No Ocidente, as pessoas pensam que suas próprias preferências e aversões em relação a outras pessoas e coisas são princípios orientadores para agir, mesmo quando não fazem deles a lei de suas vidas e procuram impô-los aos outros.

Que aqueles que se queixam de terem aprendido pouco na Sociedade Teosófica levem a sério as palavras escritas em um artigo na revista *The Path*[4] de fevereiro passado: "A chave de cada estágio é o próprio aspirante". Não é "o temor a Deus" que é "o princípio da Sabedoria", mas o conhecimento do eu que é a própria sabedoria.

Quão grandiosa e verdadeira parece, assim, para o estudante de ocultismo que começou a compreender algumas das verdades anteriores, a resposta dada pelo Oráculo de Delfos a todos que vieram em busca da Sabedoria Oculta – palavras repetidas e reforçadas tantas vezes pelo sábio Sócrates: "Homem, conhece a ti mesmo...".

2

Ocultismo *versus* artes ocultas

H. P. Blavatsky
Revista *Lucifer*, Londres, 1888

Já ouvi muitas vezes, mas nunca acreditei até agora, que há aqueles que, por feitiços mágicos poderosos, podem dobrar para seu propósito tortuoso as leis da Natureza.
— Milton[1]

Na seção "Correspondência" deste mês, diversas cartas testemunham a forte impressão produzida em algumas mentes pelo nosso artigo do mês passado "Ocultismo prático". Tais cartas têm o propósito de provar e fortalecer duas conclusões lógicas:

- há mais pessoas bem-educadas e ponderadas que acreditam na existência do ocultismo e da magia (ambos diferem enormemente) do que imaginam os materialistas modernos; e

- que a maioria dos que acreditam (incluindo muitos teosofistas) não tem uma ideia definida da natureza do ocultismo e o confunde com as ciências ocultas em geral, incluindo a "magia negra".

Suas representações dos poderes que confere ao homem e dos meios a serem usados para adquiri-los são tão variadas quanto fantasiosas. Alguns imaginam que ter um mestre na arte, para mostrar o caminho, é tudo o que basta para se tornar um Zanoni.[2] Outros acreditam que basta cruzar o Canal de Suez e ir para a Índia para florescer como um Roger Bacon[3] ou mesmo um Conde de St. Germain.[4] Muitos consideram como ideal Margrave[5] com sua juventude sempre renovada e pouco se importam com a alma quanto ao preço pago por isso. Não são poucos os que confundem a "Bruxa de Endor"[6] pura e simplesmente com o ocultismo – "através da Terra escancarada a partir da escuridão infernal, convoque o insignificante fantasma para caminhar na luz", e querem, com a força desta façanha, ser considerados Adeptos plenos. A "magia cerimonial", de acordo com as regras irônicas estabelecidas por Eliphas Levi, é outro *alter ego* imaginado da filosofia dos *Arhats* de antigamente. Em suma, os prismas através dos quais o ocultismo aparece, para aqueles que não conhecem a filosofia, são tão multicoloridos e variados quanto a imaginação humana pode torná-los.

Será que estes candidatos à sabedoria e ao poder ficarão muito indignados se lhes for contada a verdade? Não apenas é útil, mas tornou-se agora necessário desiludir a maioria deles e antes que seja tarde demais. Esta verdade pode ser dita em poucas palavras: Não há no Ocidente meia dúzia entre as centenas fervorosas que se autodenominam "ocultistas", que tenham pelo menos uma ideia aproximadamente correta da natureza da ciência que procuram dominar. Com algumas exceções, todos estão no caminho certo para a feitiçaria. Deixe-os restaurar alguma ordem no caos que reina em suas mentes antes de protestarem contra esta afirmação. Deixe-os primeiro aprender a verdadeira relação entre as ciências ocultas e o ocultismo, e a diferença entre os dois, e então se sentir irados se ainda acharem que estão certos. Enquanto isso, deixe-os aprender que o ocultismo difere da magia e de outras ciências secretas como o Sol glorioso difere de uma tocha, como o Espírito imutável e imortal do ser humano – o reflexo do Todo Absoluto, sem causa e incognoscível – difere do barro mortal – o corpo humano.

No nosso Ocidente altamente civilizado, onde as línguas modernas foram formadas e as palavras cunhadas na esteira de ideias e pensamentos – como aconteceu com todas as línguas –, quanto mais estas se materializaram na atmosfera fria do egoísmo ocidental e de sua incessante perseguição aos bens deste mundo, menos se sentia a necessidade de se produzir novos termos para expressar aquilo que era tacitamente considerado como absoluta e desacreditada "superstição". Tais palavras só poderiam responder a ideias que dificilmente uma pessoa culta abrigaria em sua mente. "Magia", um sinônimo para ilusionismo; "feitiçaria", um equivalente para ignorância grosseira; e "ocultismo", o triste vestígio dos medíocres filósofos medievais do fogo, dos Jacob Boehme e dos Saint-Martin, são expressões consideradas mais do que suficientes para abranger todo o campo da "manipulação". São termos de desprezo e geralmente usados apenas em referência à escória e aos resíduos da Idade das Trevas e aos seus éons anteriores de paganismo. Portanto, não temos termos na língua inglesa para definir e distinguir a diferença entre tais poderes anormais, ou as ciências que levam à aquisição deles, com a precisão possível nas línguas orientais – principalmente o sânscrito. O que as palavras "milagre" e "encantamento" (palavras, afinal, idênticas em significado, já que ambas expressam a ideia de produzir coisas maravilhosas contrariando as leis da natureza, conforme explicadas pelas autoridades aceitas) transmitem à mente daqueles que as ouvem ou pronunciam? Um cristão – apesar de transgredir "as leis da natureza" – embora acredite firmemente nos milagres por serem atribuídos a Deus através de Moisés, tende a rejeitar os encantamentos realizados pelos magos do Faraó, ou atribuí-los ao diabo. São estes últimos que nossos piedosos inimigos associam o ocultismo, enquanto seus ímpios inimigos, os infiéis, riem de Moisés, dos magos e dos ocultistas, e ficariam envergonhados se pensassem seriamente em tais "superstições". Isso ocorre porque não há um termo que demonstre a diferença; não há palavras para expressar as nuances e sombras e traçar a linha de demarcação entre o sublime e o verdadeiro, o absurdo e o ridículo. Essas últimas são as interpretações teológicas que ensinam a "transgressão das leis da Natureza" por parte dos seres humanos, de Deus ou do Diabo; os primeiros – os "milagres" científicos e encantamentos de Moisés e dos magos de acordo com as leis naturais, ambos tendo sido aprendidos em toda a Sabedoria dos Santuários, que eram as "Sociedades Reais" daquela época – e no verdadeiro OCULTISMO. Esta última palavra é certamente enganosa, traduzida como está a partir da palavra composta *Gupta-Vidya*, "Conhecimento Secreto". Mas conhecimento de quê? Alguns dos termos sânscritos podem nos ajudar.

Existem quatro (entre muitos outros) nomes para os vários tipos de Conhecimento ou Ciências Esotéricas dados, mesmo nos Puranas exotéricos. Há (1) *Yajna-Vidya*,* o conhecimento dos poderes ocultos despertados na Natureza pela realização de certas cerimônias e ritos religiosos. (2) *Mahavidya*, o "grande conhecimento" da magia dos cabalistas e do culto tântrico, muitas vezes a feitiçaria da pior espécie. (3) *Guhya-Vidya*, o conhecimento dos poderes místicos encontrados no som (éter), portanto nos mantras (orações cantadas ou encantamentos) e dependendo do ritmo e melodia utilizados; em outras palavras, uma

---

* "O *Yajna*", dizem os brâmanes, "existe desde a eternidade, pois procedeu do Supremo... em quem jazia dormente desde o 'sem começo'. É a chave para o *trividya*, a ciência três vezes sagrada contida nos versos do *Rigveda*, que ensina os mistérios do *Yagus*, ou sacrifícios. 'O *Yajna*' existe como uma coisa invisível o tempo todo. É como o poder latente da eletricidade numa máquina elétrica, exigindo apenas a operação de um aparelho adequado para ser produzido. Supõe-se que se estenda do *Ahavaniya*, ou fogo sacrificial, até os céus, formando uma ponte ou escada por meio da qual o sacrificador pode se comunicar com o mundo dos deuses e dos espíritos, e até mesmo ascender quando vivo para suas moradas." — *Aitareya Brahmana*, de Martin Hauge. "Este *Yajna* é novamente uma das formas do Akasha; e a palavra mística que a chama à existência e pronunciada mentalmente pelo sacerdote iniciado é a palavra perdida que recebe impulso através do poder da vontade." — *Isis Unveiled*. [*Ísis sem véu*] Vol. I.

performance mágica baseada no conhecimento das Forças da Natureza e sua correlação; e (4) ATMA-VIDYA, um termo que é traduzido simplesmente como "Conhecimento da Alma", verdadeira Sabedoria segundo os orientalistas, mas que significa muito mais.

Este último é o único tipo de ocultismo que qualquer teosofista que admire *Luz sobre o caminho*[7] e que deseje ser sábio e altruísta deve buscar. Todo o resto é algum ramo das "ciências ocultas", isto é, artes baseadas no conhecimento da essência última de todas as coisas nos Reinos da Natureza – como minerais, plantas e animais – portanto, de coisas pertencentes ao reino da natureza material, por mais invisível que essa essência possa ser, e por mais que tenha escapado até agora ao alcance da ciência. Alquimia, astrologia, fisiologia oculta, quiromancia existem na Natureza, e as ciências exatas – talvez assim chamadas, porque nesta era de filosofias paradoxais são consideradas o contrário – já foram descobertos não poucos dos segredos das artes mencionadas acima. Mas a clarividência, simbolizada na Índia como o "Olho de Shiva", chamada no Japão de "Visão Infinita", não é hipnotismo, o filho ilegítimo do mesmerismo, e não deve ser adquirida por tais artes. Todas as outras podem ser dominadas e obter-se resultados, sejam bons, maus ou indiferentes; mas *Atma-Vidya* dá pouco valor a elas. Isso inclui todas elas e até mesmo pode usá-las ocasionalmente, mas o faz depois de purificá-las para fins benéficos, e tendo o cuidado de privá-las de todo elemento de motivação egoísta. Expliquemos: Qualquer homem ou mulher pode dedicar-se ao estudo de uma ou de todas as "artes ocultas" acima especificadas, sem qualquer grande preparação prévia, e mesmo sem adotar um modo de vida muito restritivo. Poderíamos até mesmo dispensar qualquer padrão elevado de moralidade. Nesse último caso, é claro, há a probabilidade de um em dez estudantes se transformar em um tipo muito decente de feiticeiro e, então, cair de cabeça na magia negra. Mas isso importa? Os praticantes de vudu e os *dugpas*[8] comem, bebem e se divertem com a devastação causada às vítimas de suas artes infernais. Fazem o mesmo os amáveis vivisseccionistas e os "hipnotizadores" diplomados nas Faculdades de Medicina; a única diferença entre as duas classes é que os praticantes de vudu e os *dugpas* são feiticeiros conscientes, e os simpatizantes de Charcot-Richet[9] são feiticeiros inconscientes. Assim, uma vez que ambos têm de colher os frutos de seus trabalhos e realizações na magia negra, os praticantes ocidentais não deveriam ter o castigo e a reputação, sem os lucros e prazeres que possam obter dela. Pois repetimos, o hipnotismo e a vivissecção, tal como praticados em tais escolas, são feitiçaria pura e simples, sem o conhecimento que os praticantes de vudu e os *dugpas* desfrutam, e que nenhum Charcot-Richet pode adquirir para si mesmo em cinquenta anos de estudo árduo e observação experimental. Então, que aqueles que se interessam pela magia, quer entendam sua natureza ou não, mas que consideram as regras impostas aos estudantes muito difíceis, e que, portanto, deixam o *Atma-Vidya* ou o ocultismo de lado, fiquem sem ela. Que eles se tornem magos, de qualquer maneira, mesmo que se tornem praticantes de vudu e *dugpas* pelas próximas dez encarnações.

Mas o interesse dos nossos leitores provavelmente está naqueles que são irresistivelmente atraídos pelo "oculto", mas que não percebem a verdadeira natureza daquilo a que aspiram, nem se tornaram imunes à paixão, muito menos verdadeiramente altruístas.

E quanto a esses infelizes, nos perguntarão, que estão assim dilacerados por forças conflitantes? Pois tem sido dito com tanta frequência, a ponto de não precisar ser repetido, e o fato em si é evidente para qualquer observador, que quando o desejo pelo ocultismo realmente desperta no coração de uma pessoa, não resta para ela esperança de paz, nem lugar de descanso e conforto em todo o mundo. Ela é impelida para os espaços selvagens e desolados da vida por uma inquietação sempre angustiante que não consegue reprimir. Seu coração está cheio demais de paixão e desejo egoísta para permitir que atravesse o Portão Dourado; ela não consegue encontrar descanso ou paz na vida comum. Será, então, inevitável que ela caia na feitiçaria e na magia negra e, por meio de muitas encarnações, acumule para si mesma um terrível carma? Será que não há outro caminho?

De fato, há, respondemos. Que ele não aspire mais alto do que se sente capaz de alcançar. Que não tome para si um fardo pesado demais para carregar. Sem jamais se tornar um "Mahatma", um Buda ou um grande santo, que estude a filosofia e a "Ciência da Alma" e poderá se tornar um dos modestos benfeitores da humanidade, sem nenhum poder "sobre-humano". Os *siddhis* (ou poderes de *arhat*) são apenas para aqueles capazes de "conduzir a vida", de cumprir os terríveis sacrifícios exigidos para tal treinamento, e cumpri-los à risca. Que eles saibam desde já e lembrem-se sempre que o verdadeiro ocultismo ou teosofia é a "Grande Renúncia do EU", incondicional e absolutamente, tanto em pensamento quanto em ação. É ALTRUÍSMO, e lança quem o pratica completamente fora das fileiras dos simples mortais.

"Ele não vive para si mesmo, mas para o mundo", assim que se compromete com o trabalho. Muito é perdoado durante os primeiros anos de provação. Mas, assim que ele é "aceito", sua personalidade deve desaparecer e ele tem de se tornar uma mera força benéfica na Natureza. Depois disso, há dois extremos para ele, dois caminhos, e nenhum lugar intermediário de descanso. Ele tem de ascender laboriosamente, passo a passo, muitas vezes através de numerosas encarnações e sem interrupção devacânica, a escada dourada que leva ao estado de *Mahatma* (a condição de *arhat* ou *bodhisatva*), ou ele se deixará deslizar pela escada no primeiro passo em falso e cairá nas práticas dos *dugpas*...

Tudo isso é desconhecido ou completamente esquecido. De fato, quem é capaz de acompanhar a evolução silenciosa das aspirações preliminares dos candidatos muitas vezes encontra ideias estranhas tomando posse silenciosamente de sua mente. Há aqueles cujos poderes de raciocínio foram tão distorcidos por influências externas que imaginam que as paixões animais podem ser tão sublimadas e elevadas que sua fúria, força e fogo podem, por assim dizer, ser internalizados; que podem ser armazenados e encerrados no peito, até que sua energia não seja expandida, mas direcionada para propósitos mais elevados e sagrados: isto é, até que sua força coletiva e não expandida permita que seu possuidor entre no verdadeiro Santuário da Alma e permaneça ali na presença do Mestre – o Eu Superior! Com esse objetivo, não lutarão contra suas paixões nem as matarão. Simplesmente, por meio de um forte esforço de vontade, apagarão as chamas ferozes e as manterão à distância dentro de suas naturezas, permitindo que o fogo arda sob uma fina camada de cinzas. Eles se submetem alegremente à tortura do menino espartano que permitiu que a raposa devorasse suas entranhas em vez de se separar dela.[10] Ó pobres visionários cegos!

É como esperar que um grupo de limpadores de chaminés embriagados, alterados e sujos por causa de seu trabalho, possa ser trancado em um santuário coberto de puro linho branco e que, em vez de sujá-lo e transformá-lo, com sua presença, em um monte de farrapos sujos, eles se tornem mestres dentro e fora do recesso sagrado e, finalmente, saiam dele tão imaculados quanto esse recinto. Por que não imaginar que alguns gambás aprisionados na atmosfera pura de um *Dgon-pa* (um monastério) possam sair de lá impregnados com todos os perfumes dos incensos usados? ... Estranha aberração da mente humana. Poderia ser assim? Vamos argumentar.

O "Mestre" no Santuário de nossas almas é o "Eu Superior" – o espírito divino cuja consciência é baseada e derivada exclusivamente (pelo menos durante a vida mortal do ser humano em que está cativo) da Mente, que concordamos em chamar de Alma Humana (a "Alma Espiritual" sendo o veículo do Espírito). Por sua vez, a primeira (a alma pessoal ou humana) é um composto, em sua forma mais elevada, de aspirações espirituais, volições e amor divino; e, em seu aspecto inferior, de desejos animais e paixões terrenas que lhe são transmitidos por suas associações com seu veículo, a morada de todos eles. Assim, serve de elo e meio de ligação entre a natureza animal do ser humano, que sua razão superior procura subjugar, e sua natureza espiritual divina, para a qual ele gravita, sempre que prevalece em sua luta contra o animal interior. Esse último é a "alma animal" instintiva e é o viveiro dessas paixões que, como acabamos de mostrar, são acalmadas em vez de serem mortas, e trancadas em seus peitos por alguns entusiastas imprudentes. Será que eles ainda esperam transformar o fluxo lamacento do esgoto animal nas águas cristalinas da vida? E onde, em que terreno neutro elas podem ser aprisionadas de modo a não afetar o ser humano? As paixões ferozes do amor e da luxúria ainda estão vivas e é permitido que permaneçam no local de seu nascimento – aquela mesma alma animal; pois tanto a parte superior quanto a inferior da "Alma Humana" ou Mente rejeitam tais prisioneiras, embora não possam evitar ser contaminadas por elas como vizinhas. O "Eu Superior" ou Espírito é tão incapaz de assimilar tais sentimentos quanto a água é de se misturar com óleo ou gordura líquida impura. É, portanto, apenas a mente o único elo e meio de comunicação entre o ser humano da Terra e o Eu Superior, que é o único sofredor e que corre o risco incessante de ser arrastado por essas paixões que podem ser despertadas a qualquer momento e perecer no abismo da matéria. E como ela pode se sintonizar com a harmonia divina do Princípio mais elevado, quando essa harmonia é destruída pela mera presença, dentro do Santuário em preparação, de tais paixões animais? Como pode a harmonia prevalecer e conquistar, quando a alma está manchada e perturbada pelo tumulto das paixões e dos desejos terrenos dos sentidos corporais, ou mesmo do "homem astral"?

Pois esse "Astral" – o "duplo" sombrio (tanto no animal quanto no ser humano) – não é o companheiro do *Ego divino*, mas sim do *corpo terreno*. Ele é o elo entre o EU pessoal, a consciência inferior de *Manas* e o corpo, e é o veículo da *vida transitória, não da imortal*. Como a sombra projetada pelo ser humano, ela segue seus movimentos e impulsos de forma servil e mecânica e, portanto, inclina-se para a matéria sem nunca ascender ao Espírito.

É somente quando o poder das paixões está completamente morto, e quando elas foram esmagadas e aniquiladas no alambique de uma vontade inabalável; quando não apenas todos os desejos e anseios da carne estiverem mortos, mas também o reconhecimento do Eu pessoal for eliminado e o "astral" reduzido a uma cifra, que a união com o "Eu Superior" poderá ocorrer. Quando o "Astral" reflete apenas o ser humano conquistado, ainda vivo, mas não mais a personalidade egoísta e desejosa, então o brilhante *Augoeides*,[1] o Eu divino, pode vibrar em harmonia consciente com ambos os polos da Entidade humana – o homem de matéria purificada e a Alma Espiritual sempre pura – e permanecer na presença do EU MESTRE, o Cristo do místico gnóstico, misturado, fundido e uno com ELE para sempre.*

Como, então, pode ser possível para um homem entrar pelo "portão estreito" do ocultismo quando seus pensamentos cotidianos estão ligados a coisas mundanas, desejos de posse e poder, luxúria, ambição e deveres que, por mais honrosos

---

[1] Aqueles que se inclinarem a ver três Egos em um ser humano se mostrarão incapazes de perceber o significado metafísico. O ser humano é uma trindade composta de corpo, alma e espírito; mas ele, no entanto, não é seu corpo. Este último é a propriedade, a vestimenta transitória do homem. Os três "Egos" são o ser humano em seus três aspectos nos planos, ou estados, astral, intelectual, ou psíquico, e espiritual.

que sejam, ainda são terrenos? Até mesmo o amor pela esposa e pela família – o mais puro e o mais altruísta dos afetos humanos – é uma barreira para o *verdadeiro* ocultismo. Pois, quer tomemos como exemplo o amor sagrado de uma mãe por seu filho, ou o de um marido por sua esposa, mesmo nesses sentimentos, quando analisados até o âmago e minuciosamente examinados, ainda há egoísmo no primeiro caso, e um egoísmo duplo no segundo. Que mãe não sacrificaria, sem hesitação, centenas e milhares de vidas pela sua criança? E que amante ou verdadeiro marido não destruiria a felicidade de todos os outros homens e mulheres ao seu redor para satisfazer o desejo de quem ama? Isso é natural, nos dirão. Certamente, à luz do código dos afetos humanos, mas não à luz do amor universal divino. Pois, enquanto o coração está cheio de pensamentos para um pequeno grupo de pessoas próximas e queridas, como ficará o restante da humanidade em nossas almas? Que porcentagem de amor e cuidado restará para dedicar ao "grande órfão"? E como poderá a "voz mansa e delicada" fazer-se ouvir numa alma inteiramente ocupada com os seus próprios inquilinos privilegiados? Que espaço resta para que as necessidades da Humanidade se imponham ou até mesmo recebam uma resposta rápida? E, ainda assim, aquele que deseja se beneficiar da sabedoria da mente universal tem de alcançá-la através de toda a Humanidade, sem distinção de raça, cor, religião ou posição social. É o altruísmo, e não o egoísmo, mesmo na sua concepção mais legítima e nobre, que pode levar a unidade a fundir o seu pequeno Eu nos Eus Universais. É a essas necessidades e trabalho que o discípulo sério do verdadeiro ocultismo deve se dedicar, se quiser obter a teosofia, a sabedoria e o conhecimento divinos.

O aspirante tem de escolher absolutamente entre a vida do mundo e a vida do ocultismo. É inútil e vã a tentativa de unir as duas, pois ninguém pode servir a dois mestres e satisfazer a ambos. Ninguém pode servir ao seu corpo e à Alma superior, e cumprir seu dever familiar e universal, sem privar um ou outro de seus direitos; pois ou dará ouvidos à "voz mansa e delicada" e deixará de ouvir os gritos de seus pequeninos, ou ouvirá apenas os desejos destes últimos e permanecerá surdo à voz da Humanidade. Seria uma luta incessante e enlouquecedora para quase toda pessoa casada que buscasse o *verdadeiro* ocultismo prático, em vez de sua filosofia *teórica*. Pois ela se veria sempre hesitando entre a voz do amor divino impessoal da humanidade e a do amor pessoal e terreno. E isso só poderia levá-la a falhar em um ou outro, ou talvez em ambos os seus deveres. Pior do que isso. Pois, quem se entrega, depois de ter se comprometido com o

OCULTISMO, à gratificação de um amor ou luxúria terrena, deve sentir o resultado quase imediato de ser irresistivelmente arrastado do estado divino impessoal para o plano inferior da matéria. A auto-gratificação sensorial, ou mesmo mental, envolve a perda imediata dos poderes de discernimento espiritual; a voz do MESTRE não pode mais ser distinguida daquela das paixões pessoais ou mesmo da de um *dugpa*; o certo do errado; moralidade verdadeira da mera casuística. A fruta do Mar Morto[12] assume a mais gloriosa aparência mística, apenas para se transformar em cinzas nos lábios e em fel no coração, resultando em:

> "Profundeza cada vez mais profunda,
> escuridão cada vez mais escura;
> Loucura por sabedoria, culpa por inocência;
> Angústia por êxtase, e por esperança o
> desespero."[13]

E uma vez tendo se enganado e agido de acordo com seus erros, a maioria das pessoas evita perceber seu erro e, assim, desce cada vez mais fundo no lamaçal. E, embora seja a intenção que decide primordialmente se a magia branca ou a negra é exercida, ainda assim os resultados, mesmo da feitiçaria involuntária e inconsciente, não podem deixar de produzir um carma ruim. Já foi dito o suficiente para mostrar que a feitiçaria é qualquer tipo de influência maléfica exercida sobre outras pessoas, que sofrem ou fazem com que os outros sofram em consequência disso. O carma é uma pedra pesada jogada nas águas tranquilas da vida, e deve produzir círculos de ondulações cada vez maiores, cada vez mais amplos, quase até o infinito. Tais causas produzidas têm de gerar efeitos, e estes são evidenciados nas leis justas da retribuição.

Muito disso pode ser evitado se as pessoas apenas se abstiverem de se precipitar em práticas cuja natureza e importância elas não compreendem. Não se espera que ninguém carregue um fardo além de suas forças e capacidades. Existem "magos natos"; místicos e ocultistas por nascimento e por direito de herança direta de uma série de encarnações e eras de sofrimento e fracassos. Esses são imunes à paixão, por assim dizer. Nenhum fogo de origem terrena pode inflamar qualquer um de seus sentidos ou desejos; nenhuma voz humana pode encontrar resposta em suas almas, exceto o grande clamor da humanidade. Somente esses podem ter certeza de sucesso. Mas eles só podem ser encontrados em lugares distantes e ermos, e passam pelos portões estreitos do ocultismo porque não carregam consigo nenhuma bagagem pessoal de sentimentos humanos transitórios. Eles se livraram do sentimento da personalidade inferior, paralisando assim o animal "astral", e a porta dourada, embora estreita, foi aberta diante deles. O mesmo não acontece com os que ainda têm de carregar durante várias encarnações o peso dos pecados cometidos em vidas anteriores, e até mesmo na sua existência presente. Para eles, a menos que procedam com grande cautela, a porta dourada da Sabedoria pode ser transformada na porta larga e no caminho amplo "que conduz à destruição" e, portanto, "muitos serão os que entrarão por ela". "Este é o Portal das artes ocultas, praticadas por motivos egoístas e na ausência da influência restritiva e benéfica de ATMA-VIDYA. Estamos no *Kali Yuga* e sua influência fatal é mil vezes mais poderosa no Ocidente do que no Oriente; daí as presas fáceis feitas pelos Poderes da Era das Trevas nessa luta cíclica, e as muitas ilusões com as quais o mundo está lutando agora. Uma delas é a relativa facilidade com que as pessoas imaginam que podem acessar o "Portal" e cruzar o limiar do ocultismo sem nenhum grande sacrifício. Esse é o sonho da maioria dos teosofistas, inspirado pelo desejo de poder e egoísmo pessoal, e não são esses sentimentos que podem levá-los ao objetivo desejado. Pois, como bem disse alguém que acredita ter se sacrificado pela humanidade, "estreita é a porta e apertado o caminho que conduz à vida"[14] eterna e, portanto, "poucos são os que a encontram". Tão apertado, de fato, que à simples menção de algumas das dificuldades preliminares, os assustados candidatos ocidentais voltam atrás e recuam com um arrepio...

Que eles parem por aqui e não tentem mais em sua grande fraqueza. Pois se, ao darem as costas para a porta estreita, forem arrastados por seu desejo pelo oculto um passo na direção dos portões amplos e mais convidativos daquele mistério dourado que reluz na luz da ilusão, ai deles! Isso só pode levar às práticas dos *dugpas*, e eles certamente se encontrarão muito em breve aterrissados naquela *Via Fatale* do Inferno, em cujo portal Dante leu as palavras:

> "Per me si va nella citta dolente,
> Per me si va nell'etterno dolore,
> Per me si va tra la perduta gente..."[15]

3

Ocultismo, semiocultismo e pseudo-ocultismo

Annie Besant
Folheto *Adyar Pamphlets*, Adyar, 1912

Falando à Loja* pela primeira vez após retornar da Índia, não parecerá estranho ou inapropriado, creio eu, escolher como meu tema, um que é em grande parte extraído da história indiana; não a história pública da nação, mas a história daquela linha interna de pensamento que é do mais profundo interesse para nós como estudantes e teosofistas. E uma vez que a história se repete continuamente, tal estudo pode oferecer pontos de instrução para nós em nosso tempo atual. Peço-lhe que considere comigo o que talvez eu possa definir – embora a definição seja um pouco difícil como primeiro, o ocultismo, depois o que pode ser chamado de semiocultismo e, em terceiro lugar, os

---

* Palestra realizada na Loja Blavatsky, em Londres, 30 de junho de 1898.

desdobramentos que se seguem e cercam estes e que são especialmente evidentes e ativos em qualquer momento em que o verdadeiro ocultismo está operando no mundo.

É um erro muito comum cometido por muitas pessoas supor que as forças espirituais têm em si algo que gostam de chamar de impraticável, e notamos continuadamente uma suposição, dada como certa sem argumentação, de que se uma nação, por exemplo, deve se voltar para um ideal espiritual, ou se os indivíduos se dedicarem à vida espiritual, então tal nação provavelmente não se distinguirá em outras frentes mais evidentes e visíveis na vida, e assim o indivíduo provavelmente perderá muito do que é chamado de seu valor prático no mundo. Essa visão da vida é um completo equívoco. A liberação de forças espirituais e de energias no plano espiritual tem um efeito muito maior sobre o indivíduo do que pode ser produzido por qualquer uma das forças iniciadas nos planos inferiores da vida. Quando uma energia espiritual é liberada, ela atua nos outros planos do ser, dando origem, em cada plano, a uma liberação de energia e produzindo resultados grandes em proporção à natureza da força espiritual. Portanto, é verdade na história, como você pode descobrir pelo estudo, que quando as forças espirituais são liberadas, a vida intelectual da nação também avançará com tremenda energia, a vida emocional da nação mostrará um novo desenvolvimento e, até mesmo no plano mais baixo de todos – o físico, resultados serão alcançados inteiramente além do que poderia ser obtido pelas energias do plano físico que são postas em ação e que aparentemente causam esses efeitos. Esse é um princípio, uma lei, que peço que você tenha em mente durante tudo o que tenho a lhe dizer – que toda força iniciada nos planos superiores, ao passar pelos inferiores, produz resultados proporcionais a si mesma; de modo que é a visão mais míope da vida e da atividade humana que imagina que a devoção à vida espiritual, a evolução do indivíduo no mundo espiritual, seja qualquer coisa além de um imenso acréscimo a todas as forças do progresso que atuam na Terra, qualquer coisa além de uma elevação do mundo na grande escada que ele está subindo.

Mas há outro princípio que também devemos ter em mente no nosso estudo, que é este: à medida que as forças são liberadas em qualquer plano, os resultados provocados por essas forças variarão em seu caráter, de acordo com aqueles que utilizam as energias após sua liberação. Como já apontamos muitas vezes aqui, as energias nos diferentes planos da natureza não são, em si mesmas, o que chamamos de boas ou más. Força é força; energia é energia. Quando introduzimos a ideia de bem e mal, de certo e errado, de moralidade e imoralidade, essas ideias estão ligadas aos resultados obtidos pelos indivíduos na utilização das forças. Um período, então, de grande energia espiritual, de grande liberação de forças do plano espiritual, será marcado em grande parte por atividades de caráter oposto nos planos inferiores do ser, e essas energias que são liberadas em cada plano podem ser tomadas e usadas pelos indivíduos para o que chamaríamos de bem ou mal. A grande relevância do bem ou do mal, visto dessa maneira, é o uso que o indivíduo está fazendo dessas forças, ou qual parte delas ele é capaz de controlar, se as está usando para a elevação da humanidade, se as considera como a energia divina que pode usar para promover os propósitos divinos, ou se está simplesmente tentando agarrá-las para seus próprios fins, esforçando-se para aplicá-las àquilo que deseja agarrar e manter, servindo a seus próprios propósitos sem levar em conta a economia Divina. Isso, então, como eu disse, teremos em mente ao seguir, primeiro, como uma lição, algo do passado da Índia, e depois ao aplicar a lição ao movimento que conhecemos entre nós no presente, esse grande movimento espiritual que está se manifestando no mundo e do qual a Sociedade Teosófica é uma das expressões potentes.

Para começar, o que é ocultismo? A palavra é usada e mal utilizada das maneiras mais extraordinárias. H. P. Blavatsky uma vez o definiu como o estudo da mente na natureza, entendendo por mente, nesse contexto, o estudo da Mente Universal, a Mente Divina, o estudo das obras de Deus no Universo, o estudo, portanto, de todas as energias que, provenientes do centro espiritual, se manifestam nos mundos que nos cercam. É o estudo do lado da vida do Universo, o lado do qual tudo procede e do qual tudo é moldado, o olhar através da forma ilusória para a realidade que o anima; é o estudo subjacente a todos os fenômenos; é o deixar de ser totalmente ofuscado por essas aparências nas quais nos movemos repetidamente e pelas quais somos com frequência iludidos; é o penetrar através do véu de *maya* e a percepção da realidade, o único Ser, a única Vida, a única Força, aquilo que está em tudo e em todas as coisas. Portanto, realmente, o ocultismo, no verdadeiro sentido da palavra, pode ser considerado idêntico àquela visão que, como você sabe, é mencionada no *Bhagavad-Gita*, onde Sri Krishna declara "Aquele que Me vê", isto é, que vê o Ser Único, "em tudo e tudo em Mim, verdadeiramente ele vê". Tal estudo, se você entender o que está implícito nele, deve necessariamente significar o desenvolvimento das mais elevadas faculdades espirituais naquele que vê, pois somente pelo Espírito pode o Espírito ser conhecido. Continuamente falamos em provar isso, aquilo ou outra coisa espiritual. Não há prova real possível do Espírito, exceto por meio do Espírito; não há prova do intelecto, da emoção, dos sentidos, que seja prova quando se lida com a realidade do Espírito. Nada da natureza da prova nesse sentido, seja sensorial, emocional ou intelectual, pode ser algo mais do que uma sugestão, um reflexo da verdade, uma analogia que pode nos conduzir ao caminho certo, mas prova, no verdadeiro sentido da palavra, nunca pode ser. E realmente foi escrito em uma das grandes escrituras indianas, e repetido inúmeras vezes em outras escrituras do mundo, que não há, no sentido pleno da palavra, nenhuma prova de Deus, além da crença no Espírito, pois somente o Espírito que é semelhante a Ele, e que é Ele mesmo, é capaz de conhecer, é capaz de se manifestar.

Agora, olhando para o verdadeiro ocultismo como assim definido, percebendo que ninguém pode ser, no sentido pleno da palavra, um ocultista, a menos que sua natureza espiritual esteja desenvolvida e ativa, deveríamos, em nosso próximo passo, ser capazes de separar muito daquilo que é chamado pelo nome de verdadeiro ocultismo, tanto no passado quanto no presente, entre aqueles que nos precederam e entre nós mesmos hoje.

Precisamos, no entanto, ao separar todas essas formas do chamado ocultismo, distinguir entre aquelas que, em certo sentido, são como degraus para o real, que foram assim concebidas por aqueles que as deram ao mundo e que podem ser usadas para o progresso, e outras formas que não estão realmente incluídas sob o nome de ocultismo de forma alguma, aquelas coisas que H. P. Blavatsky certa vez chamou de artes ocultas e que, para muitas pessoas, parecem incluir tudo o que consideram ocultismo – artes nas quais certas forças da natureza são utilizadas e nas quais as faculdades são desenvolvidas em vários planos da natureza abaixo do espiritual; pois há mundos acima do que chamamos de físico, mas ainda abaixo das regiões espirituais, com as quais o desenvolvimento de certas faculdades coloca o homem em contato, permitindo-lhe controlar e usar suas forças. Há quase uma miríade de artes e linhas de estudo desse tipo que nunca deveriam ser consideradas por qualquer estudante verdadeiro ou pessoa que esteja buscando a verdade superior, quando seu pensamento está voltado para o ocultismo. E alguns de vocês poderiam esclarecer muitos pensamentos confusos sobre esse assunto se consultassem os escritos de H. P. Blavatsky sobre "Ocultismo *versus* artes ocultas", em que ela traça a linha divisória de forma extremamente clara e mostra a posição que essas artes ocultas ocupam, e deveriam ser reconhecidas como tal, quando estamos lidando com a evolução humana.

O verdadeiro ocultismo, então, é aquele para o qual, a princípio, eu pediria que voltassem seus pensamentos, e sua busca implica, como eu disse, o desenvolvimento da natureza espiritual. Agora, no momento em que falamos do desenvolvimento da natureza espiritual, devemos reconhecer imediatamente que, para a maioria de nós, esse desenvolvimento deve necessariamente estar no futuro, mas que podemos começar a trabalhar para alcançá-lo hoje; que é de enorme importância para o nosso verdadeiro progresso que o reconheçamos e trabalhemos para alcançá-lo, e, ao entender erroneamente a natureza desse desenvolvimento, não desperdicemos nosso tempo e possivelmente muitas vidas, seguindo becos sem saída e caminhos equivocados. O desenvolvimento da natureza espiritual deve ser bem-sucedido – e esse é um dos pontos mais importantes que podemos perceber – exitoso na purificação das partes inferiores de nossa natureza. Devemos ser puros emocional e intelectualmente e atingir certo estágio, pelo menos, da eliminação da personalidade antes que qualquer coisa que possa ser chamada corretamente de progresso espiritual esteja ao nosso alcance. Nenhum acúmulo de mero desenvolvimento intelectual – e voltarei a esse ponto, pois não desejo de forma alguma depreciar essa via tão necessária do crescimento humano – mas nenhum acúmulo de mero desenvolvimento intelectual trará por si só o crescimento da natureza espiritual. Tratarei mais detalhadamente da razão fundamental para isso em uma palestra futura, mas devo dizer de passagem que o desenvolvimento da natureza espiritual e da intelectual estão em oposição direta em um ponto vital. O princípio que chamamos de intelecto é o princípio da análise, da divisão e da separação. O propósito mesmo de sua evolução é a construção do indivíduo, sua raiz está no *ahankara*, ou a faculdade de criar o "eu", é aquilo que limita, que define, que separa, que distingue o homem de todos os outros homens, que forma essa camada que podemos chamar de egoísmo, que é absolutamente necessária como um estágio da evolução, uma parte de nosso crescimento neste mundo. É uma etapa pela qual toda a humanidade deve passar, mas que, considerada por si só, cria todas aquelas ilusões que o Espírito transcende, e dá o toque de aparente realidade ao eu separado, antagônico, que cobiça, agarra, detém e se opõe a todos os outros. Assim, o que poderíamos chamar de o próprio princípio da ilusão é representado por essa faculdade intelectual.

Por mais necessária que seja a sua evolução, ainda assim ela está neste ponto em antagonismo com a evolução espiritual; pois esta significa o reconhecimento e o crescimento do Ser Uno em atividade manifestada, primeiro dentro do invólucro que foi formado pelo intelecto, e depois transcendendo-o e trazendo à tona a unidade realizada que é o objeto de nossa evolução humana. É por isso que colocamos a unidade da humanidade nas regiões espirituais, que proclamamos a fraternidade humana como uma realidade espiritual; pois o Espírito é um, e é apenas quando essa unidade é reconhecida, conscientemente conhecida – não apenas vista intelectualmente, mas conscientemente percebida – é apenas quando isso é feito que a natureza espiritual está em curso de evolução. Na medida em que o intelecto é separativo e o Espírito unificador, na medida em que um dá origem à ilusão enquanto o outro a transcende, já que um é a fonte tanto da individualidade quanto da personalidade, enquanto o outro é a fonte daquela unidade que buscamos e devemos perceber – você verá prontamente como, no curso da evolução, essas duas partes da natureza não podem ser consideradas como relacionadas causalmente no sentido estrito do termo, e não podemos dizer que, com a evolução da natureza intelectual, a espiritual inevitavelmente se desenvolverá. Pelo contrário, temos de aprender que não somos o intelecto, mas que devemos usar o intelecto como um instrumento; que não somos o eu separado, mas o Ser Uno vivendo em todos. Esse é o objetivo de nossa evolução, essa é a meta de nossa peregrinação; e, portanto, o ocultismo, que significa o estudo e o desenvolvimento da natureza espiritual, deve transcender completamente a evolução intelectual. Em muitos de seus estágios iniciais pode até mesmo encontrar, e encontra, seu mais amargo antagonista, seu inimigo mais perigoso, naquele mesmo criador de ilusões contra o qual, você deve se lembrar, somos advertidos em *A voz do silêncio*,[1] aquele livro tão espiritual que muitos de nós consideramos como abertura do caminho para a vida espiritual. Reconhecendo isso, naturalmente olharemos para a evolução espiritual como algo a ser trabalhado, e não a ser realizado, a partir do estágio em que nos encontramos atualmente. Devemos também estar preparados para perceber a imensa dificuldade de tal conquista, para compreender o quanto terá de ser feito com o caráter e com a natureza, quão tremendas serão as demandas que teremos de atender, antes que tudo que, no sentido estrito do termo, possa ser chamado de ocultismo esteja ao nosso alcance.

Na história do passado, quando o verdadeiro ocultismo era a vida do mundo, a grande fonte de vida espiritual fluía dos Seres cuja natureza espiritual estava totalmente desenvolvida, o mundo extraía luz e vida de tais Seres, obviamente não era possível que seu conhecimento, poderes e trabalho pudessem ser amplamente compartilhados pela humanidade subdesenvolvida, ou mesmo pela humanidade comparativamente avançada que os cercava. Era ainda menos possível que grande parte de seu ensinamento ou qualquer compreensão verdadeira de seu trabalho e métodos pudesse ser conhecida pelo público em geral; e, no entanto, era necessário que as ligações fossem feitas, que as etapas, por assim dizer, fossem criadas. O resultado dessa necessidade foi que os seres humanos avançados – embora neles a natureza espiritual ainda não estivesse totalmente desenvolvida – seres humanos de grandes poderes, que se destacam na história como gigantes da humanidade, esforçaram-se para tornar possível às fileiras avançadas da humanidade alguma compreensão do caminho ascendente que deveria ser trilhado, alguma compreensão dos métodos que poderiam ser adotados para uma aproximação das regiões espirituais.

Esses seres humanos, por mais grandiosos que fossem, não tinham, como eu disse, a natureza espiritual totalmente desenvolvida, suprema, completa. Em muitos casos, a sua evolução – e falo com toda a reverência daqueles muito superiores a nós – pode até mesmo ser dito que seguiu uma linha que excedeu outras de seu crescimento; de modo que um ser humano poderia ter desenvolvido enormemente o poder intelectual, mas talvez menos a perfeição de caráter moral; outro pode ter progredido muito na devoção e talvez não tenha desenvolvido tanto a força intelectual; outro pode estar profundamente atento às necessidades religiosas humanas e não muito interessado em sua evolução filosófica; outro, novamente, poderia ter voltado sua atenção para o desenvolvimento de certos aspectos da natureza humana que tocariam as regiões físicas da existência, e até mesmo para o desenvolvimento forçado das faculdades do ser humano, que, quando construídas de baixo para cima, o colocariam em contato com partes do mundo astral ou mental inferior, e poderiam impor essas faculdades e a parte de sua natureza a que pertencem antes da evolução mental e moral. Ao longo dessas várias linhas, você verá facilmente que os indivíduos poderiam ter progredido e que cada pessoa seria caracterizada em seu pensamento e esforço para servir à humanidade por suas próprias qualidades, os atributos que desenvolveu especialmente. Assim, ao olhar para a história antiga da Índia, encontramos grandes mestres, chamados *Rishis*, de muitos tipos diferentes, cada um dando à nação algum grande presente de seu pensamento ou conhecimento, destinado a ajudar as mais avançadas almas dessa nação para o progresso que deve terminar na evolução espiritual. Portanto, ao tomar uma linha de crescimento, encontramos no pensamento indiano um grande sistema filosófico tal como, por exemplo, o Vedanta. Considerado como um sistema intelectual de filosofia pura, ele apresenta de forma intelectual magnífica uma visão do Universo, do Ser Uno, da Vida Una e de suas manifestações, como ilusórias no sentido filosófico mais profundo, que serve como um treinamento intelectual, como um passo que deve ser dado para aprendermos algo dos mistérios do Universo. Esse sistema, quando estudado à parte do *yoga*, o único que pode torná-lo prático, pode ser classificado como semiocultismo. É um sistema verdadeiro dentro de seu próprio domínio, um sistema destinado a ajudar no progresso da humanidade, apenas capaz de ser apreendido, seguido, estudado por almas já avançadas mentalmente; no entanto, não é a verdade espiritual; é apenas uma apresentação intelectual de um de seus aspectos, uma demonstração intelectual de um de seus lados.

Algo que sempre deve ser lembrado é que o Espírito nunca pode ser expresso em termos do intelecto, que o Um nunca pode ser compreendido nos termos de muitos e que qualquer apresentação intelectual de verdades espirituais deve necessariamente ser parcial e imperfeita, deve ser, como já foi dito, um vidro colorido através do qual a luz branca é vista; um raio é passado através do prisma do intelecto fragmentando a luz branca do Espírito, mostrando-o em cores variadas como esses raios dispersos, cada um dos quais é imperfeito em si mesmo. Um, então, dos grandes dons para a Índia antiga vindo desta forma como resultado do verdadeiro ocultismo, como resultado da poderosa vida espiritual, foi a filosofia do Vedanta e todos aqueles sistemas intelectuais destinados ao treinamento das pessoas, e dando, tanto quanto o intelecto pode dar, uma visão da realidade espiritual. Mas lembrem-se da cláusula salvadora, "tanto quanto o intelecto puder dar". A visão intelectual é apenas uma visão parcial; e tal visão, por mais que possa ajudar o ser humano a ver intelectualmente algo das possibilidades da vida superior, nunca pode fazê-lo perceber isso na consciência, ou dar o verdadeiro conhecimento que vem somente através da evolução da própria natureza espiritual.

Em outra linha de atividade viriam as muitas escolas de *yoga*. Essas escolas, como vocês bem sabem, eram extremamente variadas em sua natureza. Algumas delas foram projetadas para desenvolver a consciência intelectual superior no homem por meio da concentração e da meditação, e assim colocá-lo em contato com as regiões superiores de seu ser; destinavam-se a conduzi-lo, passo a passo, a se libertar do corpo, a passar conscientemente para os mundos superiores, de modo que sua consciência pudesse funcionar naqueles domínios mais extensos do ser. E encontramos muitos dos ensinamentos do *yoga* – vocês podem ler muitos desses sistemas no seu tempo livre, aqueles que se enquadram na grande classificação *raja yoga* – cuidadosamente adaptados para ajudar o crescimento da mente, a evolução das faculdades mentais mais elevadas, a ascensão aos planos intelectuais superiores, a passagem para estados de consciência muito além do alcance da humanidade comum. Eles são novamente, um degrau oferecido, mas ainda se enquadram na categoria que chamei de semiocultismo. Outras escolas foram fundadas que lidavam com o ser humano de forma diferente, que se esforçavam para impor suas faculdades de baixo, para forçar a evolução e o treinamento das faculdades astrais, para colocá-lo primeiro em contato com o mundo astral e torná-lo familiarizado com uma parte do universo fenomênico, intimamente ligado ao material. Essas têm sido geralmente classificadas como escolas de *hatha yoga*, e nelas vários métodos foram empregados lidando com os veículos inferiores do ser humano. Por meio desses métodos, o corpo era treinado, em grande medida purificado e transformado em um instrumento obediente. O poder da vontade também era enormemente desenvolvido, o ser humano era ensinado a ser mestre de sua natureza inferior e, assim, em muitos casos dar um passo real para cima, embora não possamos incluí-lo, em nenhum sentido do termo, na categoria de verdadeiro ocultismo.

Deve-se lembrar, ao lidar com todas essas escolas, ao observá-las e esforçar-se para aprender tanto seu uso quanto seu abuso, que é muito importante para o ser humano tornar-se senhor de suas paixões, subjugar a natureza animal, ser capaz de permanecer inabalável, independentemente das tentações que possam atacar o ser humano inferior. Muitas dessas escolas, que frequentemente são alvo de zombaria e desprezo no Ocidente, ainda têm em si esse elemento, pelo menos reconhecem que a natureza intelectual do ser humano deve dominar sua natureza sensorial e que ele deve aprender a ter controle total sobre o corpo e as paixões. E mesmo ao longo de muitas das linhas mais obscuras da evolução, mesmo nas escolas que trilham o caminho que todos aqueles que desejam alcançar o mais elevado devem evitar cuidadosamente, não é menos verdade que a subjugação da natureza inferior é exigida com mais rigor. Somente os ignorantes supõem que essas escolas mais obscuras estão todas entregues a práticas sensoriais. Muitos dos seguidores dessas escolas levam uma vida que, no que diz respeito a esse aspecto da natureza, poderia ser tomada como exemplo pela maioria das pessoas do mundo ocidental.

Agora, todas essas diferentes escolas surgiram e floresceram na Índia antiga como resultado do grande influxo das regiões espirituais para os planos inferiores e, naturalmente, foram usadas tanto para propósitos egoístas quanto altruístas. Ao lidar com todas as escolas de *yoga* que treinam o intelecto e desenvolvem as formas elevadas de consciência intelectual, é bom lembrar que elas são verdadeiros degraus para o mais elevado, e que é um estágio necessário do nosso progresso praticar a concentração, usar a meditação, e nos acostumar a contemplar intelectual e emocionalmente os ideais que nos atraem pela sua grandeza e nobreza. Esses são estágios em nosso caminho ascendente, que grande parte de nós poderia muito bem usar agora, com vistas ao crescimento mais elevado e à sabedoria mais profunda do futuro. As pessoas adotaram essas diversas linhas de evolução, estimuladas fundamentalmente pela inspiração da Vida Divina dentro delas, sempre procurando elevá-las e ajudar no seu crescimento ascendente; movidas, até onde elas próprias estavam conscientes, pelo desejo natural e legítimo de evolução superior, de progresso contínuo e de crescimento na vida. Como muitas vezes vimos quando estudamos para progredir, não podemos saltar precipitadamente para as alturas da vida espiritual; temos de subir passo a passo, utilizar os pensamentos mais elevados para subjugar os mais inferiores e, por sua vez, superar essa altura quando uma maior estiver à nossa vista e ao nosso alcance. Aprendemos, como bem sabemos, em nossos estudos, que podemos constantemente eliminar ambições inferiores ao nutrir uma ambição mais elevada, e que, embora essa ambição superior ainda esteja ligada à personalidade, ou mesmo que transcenda a personalidade, ainda está ligada à personalidade do indivíduo, não deixa de ser um degrau, um dos caminhos pelos quais ascendemos. É bom continuamente eliminar os nossos desejos inferiores pelos nossos desejos superiores, embora mesmo estes, por sua vez, pareçam inferiores à medida que nos elevamos acima deles e uma maior perfeição surge lentamente diante de nosso olhar. Portanto, esse anseio por uma vida superior, esse desejo de desenvolvimento e progresso, tiveram e têm o seu legítimo lugar na evolução; e é das fileiras daqueles que sentem isso, dos que usam os métodos que tornam possível o progresso, que são escolhidos aqueles capazes de evoluir ainda mais. Eles aprendem gradualmente a transcender a esperança de progresso individual e aprendem que isso também, no sentido mais amplo do termo, é ilusório, na medida em que vida separada é uma ilusão e não pode existir assim nas regiões mais elevadas. A verdadeira vida é aquela vivida como parte da Vida Divina, derramando-se para os outros; e nenhuma vida é verdadeira, real e espiritual, exceto quando a própria ideia de vida separada é inteiramente transcendida, e todo o pensamento do ser, todas as energias da vida, são derramadas como parte do Ser Uno e nenhuma distinção é reconhecida. O serviço é, então, a expressão natural da vida, e a ajuda é como a verdadeira existência é sentida. Antes que esse ideal possa ser até mesmo realizado intelectualmente, algum progresso, pelo menos, deve ter sido feito na transcendência do que reconhecemos como a personalidade; e foi para tornar isso possível a todo ser humano imerso na ilusão, como todos estiveram e estão, que os vários métodos foram sugeridos por aqueles que gostariam de ajudar seus semelhantes a avançar, como passos no caminho ascendente.

Outros, percebendo o instinto religioso do ser humano – naquele lado de sua natureza aliado às emoções, no qual a devoção encontra sua raiz e as possibilidades de seu crescimento – percebendo que esse era o caminho ascendente mais fácil, deram ao mundo as diversas formas de religião em toda a sua variedade de adaptação às necessidades humanas, tornando assim o caminho ascendente adequado para aqueles cuja constituição os atraiu principalmente na direção do amor e do serviço. Vendo, então, que todos esses métodos de crescimento foram mais ativos na época em que a verdadeira vida estava trabalhando no cerne das coisas, não será difícil entender como essa vida encontrou menos canais para sua expressão no mundo, menos para aqueles que estavam prontos para transcender suas próprias limitações e se entregar inteiramente como canais da Vida Divina, todos esses métodos perderam sua vitalidade e grande parte de sua utilidade. E assim descobrimos, ao observar a Índia de hoje, que muitas daquelas coisas que estavam vivas agora estão mortas, que muitos dos sistemas que eram vitais agora são meras cascas, sendo assuntos para controvérsia intelectual ou orgulho individual, mas não mais degraus para uma vida mais elevada. Aqui e ali, ainda sobrevive algum vislumbre da verdadeira vida, algum uso real está sendo feito desses degraus ascendentes; mas no que diz respeito às grandes massas de pessoas, meras cascas e formas permanecem – evidências do que existiu no passado, evidências, podemos ousar esperar, do que pode ser no futuro.

Mal vale a pena lembrar que, enquanto o semiocultismo possa servir de trampolim para o verdadeiro ocultismo, o pseudo-ocultismo geralmente é um claro obstáculo e impedimento. Sob essa categoria, podem ser classificadas todas as "artes ocultas", em cujo estudo muitos iniciantes promissores se perderam e desperdiçaram suas vidas. A geomancia, a quiromancia, o uso do tarô etc., todas essas coisas são suficientemente válidas para aqueles que querem trilhar os atalhos da natureza e obter conhecimento de seus aspectos mais obscuros. Podem ser inofensivos, interessantes, até mesmo úteis de alguma forma, *mas não são ocultismo e seus praticantes não são ocultistas*. Um pouco de êxito em sua busca – o que não exige grandes qualidades de intelecto ou coração – é capaz de gerar a mais absurda vaidade e pretensão, como se esse flerte com as *apsaras*[2] do reino do ocultismo convertesse um cidadão comum em um de seus governantes, um mago. Uma pessoa pode ser praticante de todas essas artes e, ainda assim, estar mais longe do ocultismo do que alguém puro e altruísta, buscando apenas amar e servir, ou uma pessoa generosa e de alma limpa, dedicada a ajudar seus semelhantes. E se essas artes forem usadas para propósitos egoístas, ou se alimentarem a vaidade, seu praticante pode se encontrar perigosamente próximo à entrada do caminho da esquerda.

Ao procurar a aplicação disso em nosso presente movimento, a lição vem facilmente ao nosso encontro. Hoje, um grande derramamento de vida genuína ocorreu, novamente um esforço foi feito por aqueles que são os Guardiões, os Reservatórios, dessa vida para a nossa humanidade, para derramar as verdadeiras energias espirituais e ajudar a elevação humana em todas as regiões do ser, manifestando novamente a possibilidade da vida genuína. Isso foi marcado por certas declarações definitivas feitas de tempos em tempos, por dicas lançadas aqui e ali por aquela que foi a mensageira especial em nossos dias dessa possibilidade que se abre para a nossa própria raça. E há uma passagem naquele artigo a que me referi no início, que nos dá, numa frase, a realidade da vida: somos informados de que, quando um homem se torna um verdadeiro ocultista, ele se torna apenas uma força para o bem no mundo. Aqui está uma frase que as pessoas leem sem perceber o seu significado, uma frase que surge no meio de muitas outras declarações, e não atinge com toda a sua força a mente e o coração despreparados. Muitas coisas podem ser ditas e não compreendidas por falta de receptividade, e muitas verdades que são proclamadas permanecem obscuras e silenciosas, exceto para aqueles cujos olhos estão começando a se abrir para ver; e os ouvidos, para ouvir. E essa afirmação, que realmente resume a vida oculta em poucas palavras, é algo que a maioria dos leitores ignora sem perceber o seu significado. Não há verdadeira vida espiritual nem verdadeiro ocultismo, até que o ser humano pelo menos reconheça que o objetivo de sua vida é tornar-se uma força para o bem, e somente isso, no mundo. Ele não deve mais procurar o seu próprio progresso, a sua própria vida e o seu próprio desenvolvimento – não deve mais pedir nada que o céu, a terra ou qualquer um dos outros mundos possa lhe dar. Resta dentro dele apenas uma coisa: o desejo de servir; apenas uma coisa é o motivo de sua existência, ser um canal para a grande vida de Deus, para permitir que essa vida seja espalhada de forma mais eficaz pelo mundo dos humanos e por todos os mundos onde essa vida existe.

Quando isso é reconhecido, mesmo à distância, quando esse ideal surge pela primeira vez vagamente no coração humano – vindo por meio de apreensão intelectual de sua sublimidade, ou por meio do reconhecimento devocional de sua verdade – então, pela primeira vez, a vida espiritual se agita dentro do ser humano, o primeiro germe da natureza espiritual começa a ganhar vida. E assim começamos a perceber que, se o verdadeiro ocultismo fosse alcançado e compreendido por qualquer um de nós, deveríamos começar a preparação para ele trabalhando no caráter da maneira que toda religião ensina. Quantas vezes ouvimos dizer entre nós: "Conhecemos todas essas verdades morais, não há nada de novo na teosofia quando ela simplesmente reitera a antiga moralidade. Quando nos dizem para sermos altruístas, para ajudar os outros a avançarem, para eliminarmos nossa personalidade e nossas falhas, é tudo uma velha história que já ouvimos à exaustão. Queremos algo novo, queremos algum conhecimento recente, alguns fatos do mundo astral, algumas coisas estranhas da região mental – é isso que exigimos da teosofia, é isso que buscamos e não desejamos que nos imponham essas máximas éticas, essas repetições contínuas, essas histórias do Velho Mundo que todas as religiões tornaram familiares e que podemos ouvir de qualquer púlpito". E, no entanto, a verdade é que, ao longo desse caminho, apenas a vida espiritual foi e é possível para o ser humano; que os Mestres Divinos que deram as religiões ao mundo com sua insistência perpétua na moralidade, as deram sabendo da vida espiritual, e sabendo que somente ao longo desse caminho o verdadeiro progresso do ser humano em direção à unidade com Deus era possível. E quando novamente foi declarado pelos lábios de Cristo que somente aquele que perdesse a vida poderia ganhá-la, que aqueles que desejavam ser perfeitos deviam sacrificar tudo o que tinham, quando ele novamente reiterou o antigo ensinamento de que apertado era o caminho e estreita era a porta de entrada, ele estava apenas repetindo o que todos os verdadeiros ocultistas ensinaram sobre a necessidade do treinamento para a vida espiritual.

À medida que o progresso é feito, todos os métodos de *yoga* que tendem a ajudar o indivíduo a progredir, que são seguidos para obter progresso, praticados para desenvolver as faculdades e usados para que o indivíduo possa progredir mais rapidamente – todos esses são abandonados, e o *yoga* é considerado não como o meio de autoevolução, como estamos acostumados a considerá-lo aqui, mas como o uso de grandes forças para elevar e ajudar a humanidade, com total desprezo pelo avanço daquele que as está usando, sem pensar no progresso por parte daquele que as está empregando para ajudar o ser humano. Na verdade, todo controle das forças superiores, toda utilização dessas vastas energias, só deveria estar ao alcance do ser humano quando ele transcendesse a personalidade e aprendesse a usá-las apenas para ajudar a todos. Admitimos isso prontamente nas coisas comuns da vida e reconhecemos a diferença entre aprender a usar um instrumento e simplesmente segurá-lo sem saber como usá-lo. Uma caneta, por exemplo, é um dos instrumentos mais úteis, mas a sua utilidade depende do cérebro e do coração por trás dela, do conhecimento e da habilidade que a manejam; e uma caneta nas mãos de uma criança não tem mais utilidade do que qualquer pedaço de madeira que a mesma criança possa pegar para usar como brinquedo em suas brincadeiras. Muito parecido é o domínio das forças do mundo superfísico por aqueles que ainda não conquistaram a natureza inferior, eliminaram os desejos pessoais e se consagraram inteiramente ao serviço divino. Eles estão, na verdade, escolhendo um instrumento que pode ser usado para os fins mais elevados e nobres; estão, verdadeiramente, colocando as mãos sobre uma ferramenta que, em mãos que saibam usá-la, poderá servir para a salvação da raça; mas, a menos que a natureza espiritual seja desenvolvida, essa ferramenta falha nos seus propósitos mais elevados, esse instrumento falha em todas as suas possibilidades mais nobres. E tem esta peculiaridade: enquanto a caneta que usei como símbolo pode ser comparativamente inofensiva nas mãos da criança, o domínio dessas forças por alguém em quem a personalidade não é eliminada pode se tornar uma fonte de perigo tanto para si mesmo quanto para os outros, e pode tender a retardar o progresso da raça em vez de elevá-la. É por isso que alguns de nós que aprendemos apenas o mero alfabeto dessas grandes verdades, enfatizamos tanto – enfatizamos até o cansaço, como sei que alguns de vocês pensam quando estou falando com vocês – o treinamento moral que deve preceder toda tentativa de estudo ocultista. H. P. Blavatsky nos deu a mesma lição quando ela própria disse que havia cometido um erro ao ensinar parte do alfabeto do conhecimento oculto, sem insistir naquele antigo preceito de que o crescimento moral deve preceder o treinamento oculto, e que o caráter deve ser purificado, elevado e espiritualizado antes que alguém ousasse colocar a mão na trava do portal do ocultismo. É por isso que aquelas qualificações que tantas vezes estudamos se tornam requisitos para a iniciação; é por isso que sempre houve a exigência de que apenas os puros e altruístas deveriam entrar.

Se eu falei sobre o passado para você esta noite, se eu lembrei que entre nós, hoje, o próprio surgimento da nova vida espiritual causará atividade em todos os planos inferiores, é porque quero trazer a experiência do passado para reforçar uma lição tão frequentemente dada a partir deste púlpito, é porque eu gostaria de alertá-los sobre os perigos que nos cercam por todos os lados – perigos que alguns de nós estão começando a reconhecer profundamente, e apenas porque eles nos atingiram em certa medida e, portanto, tornaram o progresso mais difícil. De modo que é nosso dever como teosofistas, como aspirantes a estudantes da ciência da alma, ter cuidado para que em todas as coisas o caráter preceda qualquer tentativa de obtenção de poder, que a pureza, a abnegação, a devoção e a entrega total de si mesmo sejam encontradas em nós antes de tocarmos a Arca do ocultismo – pois sem essas qualidades, qualquer sucesso é uma derrota, qualquer tentativa está fadada ao fracasso. E certamente é melhor para nós aprender com a experiência do passado do que com o sofrimento amargo que surge da experiência pessoal de hoje; melhor aprender com a autoridade dos grandes Mestres que proclamaram a lição repetidamente, do que ter de aprender pelo sofrimento que decorre de nos apoderarmos de poderes antes que estejamos prontos para usá--los, de colher o fruto do conhecimento antes que esteja maduro para o consumo, de nos esforçarmos para governar antes que tenhamos aprendido a obedecer, e de nos esforçarmos para arrebatar as poderosas forças do reino espiritual até que tenhamos aprendido aquela grande lição do Espírito – é somente dando que o Espírito é mostrado, é somente pela completa abnegação que a verdadeira vida é realizada. Assim como a própria vida de Deus em manifestação é uma vida que dá tudo e não pede nada em troca, aqueles que desejam alcançar a unidade com Ele e compreender o que significa a vida espiritual devem aprender a dar e não a receber, a ajudar e não a reter, a derramar sem buscar ou esperar retorno. Somente quando aprendemos isso nos tornamos candidatos aptos para o conhecimento superior, somente quando o coração se torna absolutamente puro é que podemos nos atrever a enfrentar a presença do Mestre, esperando que "Ao olhar o coração, ele não encontre nele nenhuma mancha".

4

Fogo divino

Hattie A. Browne
Revista *Universal Brotherhood*, Nova York, 1899

Se deixássemos nossa visão interior penetrar profundamente nos recessos de nosso próprio coração, acredito que veríamos uma pequena chama em espiral. Imaginemos essa chama subindo continuamente, mantendo sempre seu movimento em espiral e, ao mesmo tempo, emitindo um vapor prateado impalpável, que penetra em todas as partes de nosso corpo e, finalmente, emerge. Agora, porém, não é mais um mero vapor, pois eis que assumiu uma forma divina, é nossa Alma, e então, se pudéssemos ampliar nossa visão mental, veríamos essas formas da Alma ao nosso redor e, olhando mais profundamente, veríamos a mesma minúscula chama espiralada no coração de cada um, no coração de cada árvore da floresta, de cada flor do campo e, de fato, a veríamos escondida no fundo do coração de todo o universo criado, e em todos os lugares o mesmo vapor prateado e as mesmas formas de alma, embora variadas.

Esta chama é uma centelha do Fogo Divino, a vida universal, dentro de toda a natureza, animada e inanimada, é a grande "Alma Superior", é você, sou eu. *A doutrina secreta* declara: "É a vida e a morte, a origem e o fim de todas as coisas materiais, é a substância divina, a criadora, a preservadora e a destruidora – a Alma das coisas".[1]

Cada flor do campo é a personificação do pensamento divino, uma expressão do Fogo Divino, daí a sua beleza, e é por isso que a visão de uma flor fala a cada coração, não importa quão profundamente manchado pelo pecado este possa estar. Há algo na natureza que todos nós sentimos, e ainda assim não podemos expressar. Ao contemplar uma bela paisagem, não podemos acreditar que seja composta apenas de grama e árvores, sol e sombra. Há algo mais, algo que nenhum artista, por mais competente que seja, jamais foi capaz de reproduzir. Esse algo é o Fogo Divino; ele flui para dentro de nós e ao nosso redor; se mistura com nossa Alma. Muitas vezes podemos contemplar a paisagem e ir embora aparentemente impassíveis, mas com frequência descobrimos que carregamos algo de sua beleza conosco, e isso retorna para nos alegrar e confortar, quando menos esperamos. Pode ser que estejamos numa cama doentes, a imagem de uma bela cena virá diante de nós, embora mal notada quando a contemplamos, e talvez há muito tempo esquecida. Como explicar isso a menos que sejamos um com ele! Acredito que Keats quis dizer isso quando escreveu o seguinte verso:

> O que é belo há de ser eternamente
> uma alegria, e há de seguir presente.
> Não morre; onde quer que a vida breve
> nos leve, há de nos dar um sono leve,
> cheio de sonhos e de calmo alento.
> Assim, cabe tecer cada momento
> nessa grinalda que nos entretece
> à terra, apesar da pouca messe.[2]

Ouvimos com frequência a observação "viva perto da natureza", e estamos propensos a pensar que, para fazer isso, é necessário que moremos longe do "turbilhão louco" da vida na cidade. Mas isso nem sempre é necessário, pois temos a natureza dentro de nós e, para vivermos próximos à Alma da natureza e vibrarmos em harmonia com suas grandes pulsações, precisamos apenas acompanhar essa pequena chama em espiral, mantê-la acesa, tentar alimentá-la e remover o lixo, para que possa brilhar mais intensamente como na grande natureza ao nosso redor. Se nossos pensamentos pessoais forem mantidos em suspenso para que o pensamento Divino possa brilhar, como as flores, ajudaremos o mundo com nossa presença e irradiaremos uma glória que ultrapassa em muito a das flores, assim como os seres humanos ultrapassam o reino vegetal em alcance de consciência. Todos nós sabemos como é absolutamente perfeita a beleza até mesmo da flor mais humilde; "Salomão, em toda a sua glória, não se vestia como uma delas",[3] mas se o mais humilde dos seres humanos deixasse o Fogo Divino irradiar através dele, como faz até mesmo uma pequena folha de grama, o mundo ficaria deslumbrado com seu brilho.

Mas como faremos isso? Podemos perguntar. Todos sabemos que temos essa chama Divina, ardendo firme e brilhante em nosso interior, mas, infelizmente, ela está tão encoberta e escurecida pela densa matéria física que não podemos vê-la; muitos até duvidam de sua existência e, assim, vão acumulando em torno dela pensamentos egoístas, desejos animais e falta de fraternidade, até que não surpreenda que não possa ser vista. É ainda mais surpreendente que ela possa brilhar. É realmente "uma luz que brilha nas trevas, e as trevas não a compreendem". "Porque viste, creste. Felizes os que não viram e creram";[4] aqueles que se dedicam diligentemente ao trabalho de remover o lixo, purificar o santuário e construir um Altar em seu coração para a Chama Sagrada, e que fazem uma peregrinação diária a esse santuário e alimentam reverentemente o fogo, colocando como combustível sobre o altar, primeiro, "o pecado que tão facilmente nos assedia" e, depois, todo egoísmo, ganância, falta de fraternidade, vaidade e desejo de progresso mundano. Com o tempo, o fogo consumirá todos eles, um a um, e os transmutará no mais puro ouro, o ouro puro do amor e, dessa forma, fortaleceremos essa chama e ela arderá tão intensamente que a matéria física que a envolve não será capaz de escondê-la. O porta-joias se tornará tão transparente que os raios da joia dentro dele brilharão em atos gentis e ações bondosas, no esquecimento de si mesmo e no amor pela humanidade. Não se trata de uma imagem fantasiosa, pois acho que todos nós conhecemos pessoas que realmente irradiam luz. Onde quer que vão, são bem-vindas, sua própria presença traz alegria e conforto.

Mas é tão fácil falar, tão fácil, que estamos propensos a nos afastar e dizer, como Hamlet, "palavras, palavras, palavras". Quando começaremos a agir e, tendo começado, como continuaremos agindo? "Esta é a vitória que vence o mundo, a nossa fé";[5] é aquele que acredita e tem fé que vencerá. E o amor e a fraternidade são as armas com as quais lutamos. O Fogo Divino é como um riacho para toda a humanidade beber; nasce límpido e cristalino no topo das montanhas da Divindade – quanto mais perto da fonte, mais límpido e puro é o riacho, mas, à medida que flui pela existência material, torna-se cada vez mais poluído e impedido por detritos. O riacho em si sempre permanece puro, como um riacho puro da montanha, embora às vezes possa fluir para o subsolo ou ser coberto por um lodo espesso ou sujeira. Cada um pode beber do riacho puro, se quiser, ou das águas sujas que o encobrem, mas cada um é responsável pela condição em que ele é transmitido aos que estão abaixo; e, novamente, temos o privilégio de beber do riacho puro, perto de sua fonte, ou tomar apenas as águas poluídas por outros.

 É fácil amar a humanidade de forma abstrata, mas quando começamos a particularizar e dizer que isso significa amar uma pessoa específica por quem talvez sintamos uma antipatia especial, como podemos fazer isso? Seriam o amor e a fraternidade apenas nomes a serem invocados, deixando para cada um uma brecha pela qual podemos nos livrar de nosso inimigo especial e de todos os que nos incomodam? Ou deve ser uma brasa viva retirada todos os dias do altar interior e carregada conosco ao do longo dia – mas deve ser retirada diariamente do altar, pois se a brasa estiver apagada, como acenderemos o fogo do amor ao nosso redor?

Certa vez, tive a oportunidade de experimentar o que me parecia ser a escuridão total. Fui obrigada a passar por um estreito vale à noite; a escuridão era completa, parecia erguer-se como uma parede de mármore negro ao meu redor. Que conforto teria me proporcionado a companhia de um amigo ao meu lado, ou até mesmo uma vela acesa! Quantos homens e mulheres estão tateando continuamente na escuridão – a espiritual, que é muito pior do que a física – tateando sozinhos, tropeçando no caminho, e o tempo todo eles têm dentro de si uma luz escondida, e guardam em seu próprio poder escolher se essa luz será como uma pequena chama que lhes mostrará apenas um passo do caminho e tornará a escuridão ao redor mais profunda, ou uma luz radiante, resplandecente, iluminando toda a paisagem.

Lemos em *A voz do silêncio*, "Afasta-te da luz do sol para a sombra, para dares mais espaço aos outros", e quantas vezes a voz silenciosa da consciência nos diz isso, afasta-te da luz do sol para a sombra, para dares mais espaço aos outros; torne-se secundário, seja altruísta! Somos todos tão rápidos em ver o "cisco que está no olho do nosso irmão",[6] enquanto a trave que está no nosso próprio olho permanece despercebida. Muitas vezes pensamos que todos os outros, exceto nós mesmos, são egoístas, mas nós, cada um de nós, mais ou menos, mantemos o sol para nós mesmos e adicionamos nossa sombra à escuridão da vida dos outros. Se todos nós pudéssemos viver para nunca deixar a nossa sombra esconder a luz do sol do outro, que lugar feliz o mundo seria.

A Alma reveste-se repetidamente com um corpo de desejos, flutua continuamente no oceano da vida, construindo um padrão cada vez mais perfeito e atraindo para si átomos físicos mais puros. "Os inimigos que abateu na última batalha não tornarão a viver na nascença seguinte dele", então, todo esforço que fizermos para viver uma vida melhor nos dará força renovada e nova coragem em nossa próxima vinda. Sempre vale a pena tentar. "Se experimentaste e falhaste, ó lutador indômito, não percas, porém, coragem: continua a lutar, e volta ao embate repetidamente", diz *A voz do silêncio*. Mas quantos, infelizmente, ficam cansados da luta e anseiam por descanso, mas esse descanso não é nosso até que a batalha termine e a vitória seja conquistada. Enquanto isso, é dever de todos, especialmente dos teosofistas, manterem-se alegres, não acrescentar uma palavra de tristeza, sim, nenhum pensamento de tristeza à já esmagadora carga de tristeza e miséria, sob a qual o mundo está gemendo; será que cada um de nós não sabe que existe um "Lugar de Paz" e que podemos alcançá-lo mesmo agora, no meio da turbulência da vida. Uma pessoa que se entrega a pensamentos sombrios ou anda por aí com um semblante triste, está decididamente acrescentando sua sombra à escuridão e tirando a luz do sol de outra pessoa. Certamente, não há espaço para pessimismo, pelo contrário, elevemos bem alto o nosso padrão, para que todos possam ler a mensagem: "Verdade, Luz e Libertação para a humanidade desencorajada".[7] Que coisa gloriosa para se viver! Mas somente à medida que cada um de nós ajuda a purificar-se, deixando o Fogo Divino fluir desimpedido e imaculado por toda a sua natureza, podemos esperar tornar esta mensagem uma realidade viva.

Parece-me que, se percebermos que todo esforço em prol da verdadeira Fraternidade é uma ajuda significativa para o mundo, não deixaremos de nos sentir encorajados, pois metade de nossos sentimentos pessimistas é causada pelo pensamento de que somos tão pouco úteis para o mundo. Queremos fazer tanto, mas achamos que não estamos fazendo nada, e muitos de nós continuamos a nutrir uma tristeza que achamos ser um grande mérito nosso. Sentimo-nos muito superiores a alguém que talvez esteja sempre alegre e feliz, dizendo, como já ouvi muitas vezes, "como você pode ser feliz quando há tanta infelicidade no mundo?". Esquecemo-nos de que essa observação mostra como a infelicidade se espalha, e por que a felicidade não deveria se espalhar também? Lutemos, então, como Prometeu para ascender ao céu, e acendamos nossa tocha na carruagem do sol, e tragamos a toda a humanidade a sagrada dádiva do Fogo, mas usemos o fogo para purgar e purificar nossa própria Alma, para que possamos oferecer ao nosso irmão o riacho claro, não poluído, como o recebemos.

5

Magia

Jessie Horne
Revista *Universal Brotherhood Path*, Califórnia, 1901

Magia é Ciência Divina. Um "Grande Arcano" que jaz oculto no coração de cada um, portanto, ao alcance de quem o desejar. A Magia Divina é um conhecimento do universo, de suas leis e de seu método de funcionamento. Este conhecimento não é o corolário de declarações prontas e acabadas, fatos coletados a partir de observações externas dos fenômenos naturais, mas um ser vivo e realizado, uma convivência íntima com a natureza – uma familiaridade profunda com a causa por trás dos efeitos. Implica uma visão tão completa do funcionamento dessas leis que confere poder para trabalhar com elas e acelerar seus efeitos. H. P. Blavatsky diz sobre a Magia: "Uma familiaridade completa com as faculdades ocultas de tudo o que existe na natureza, tanto visível quanto invisível; suas relações mútuas, atrações e repulsões; a causa disso remonta ao princípio espiritual que permeia e anima todas as coisas, a capacidade de fornecer as melhores condições para que este princípio se manifeste, ou seja, um conhecimento profundo e exaustivo das leis naturais, essa foi e é a base da Magia".[1]

Para o mago, um milagre em sua aceitação geral é uma impossibilidade; não há para ele nada sobrenatural, mas "todas as maravilhas são produzidas por uma aplicação prática das leis ocultas da natureza". A lei que rege o surgimento de uma flor no campo é a mesma usada pelo mago para fazer uma semente germinar, criar raízes, folhas, flores e sementes no espaço de meia hora; no primeiro caso, a natureza funciona sem ajuda, no segundo ela é acelerada em seu curso por uma Mente Mestra; é a mesma causa e o mesmo método de trabalho – mas acelerado.

Os segredos da natureza não são revelados facilmente. Não é para a mente comum que ela faz reverência. A pessoa que se aproxima dela apenas com seus sentidos externos parte tão vazia quanto chegou, ou cheia apenas de cascas secas de um conhecimento sem valor, que não passa de rumor. A voz da Natureza fala apenas à alma humana e por meio dos sentidos da alma, dos quais cada um tem um conjunto completo, embora possam estar adormecidos em muitos. Para a pessoa de bom senso, uma nova linguagem se torna aparente – algo real – não um mero sonho de poeta, mas um fato distinto e decidido; tanto assim que ele pode aplicar praticamente o conhecimento obtido por meio dela à sua vida exterior e cotidiana, um conhecimento que certamente não pode ser obtido apenas pelo aprendizado nos livros (embora devamos admitir que, em alguns casos, esse é um fator que não deve ser subestimado), mas através de um reconhecimento interior de seu Eu Superior como uno com o mundo espiritual, do eu inferior como uno com o mundo elemental e fenomênico, e pela ajuda de sentidos internos desenvolvidos para reconhecer a operação que ocorre em cada um deles.

O mundo elemental, como um todo, é refletido em nossa natureza elemental – aquela parte sobre a qual o superior tem responsabilidade. O Eu Superior reflete o universo espiritual. Nós, o ego, o conhecedor, o intermediário, podemos deste ponto de vista estudar as operações de ambos, extrair conhecimento futuro do superior para complementar e ajudar o ser elemental inferior; podemos nos lembrar dos estágios inferiores de evolução pelos quais já passamos. Assim, revivendo a natureza pura da experiência inferior, extraindo a sabedoria do superior, a alma humana – o mago – torna-se um elo consciente que liga os dois mundos e oferece um campo onde os dois podem se misturar e assim produzir outros estados – outras raças – outros universos.

Na medida em que ajudamos a evolução, somos todos mais ou menos magos. Mas o mago propriamente dito é aquele que está em posição de ajudar conscientemente nesse sentido. A pessoa forte é aquela que tem em suas mãos a história, as maneiras e os costumes desses pequenos seres que compõem seu corpo e os corpos; que reconhece o forte vínculo de simpatia que necessariamente existe entre eles; e que se percebe ainda mais como um dos inúmeros outros seres que, por sua vez, constituem uma Alma maior – e que, a partir de um contato próximo com todas essas vidas em todos os planos do ser, contém dentro de si mesmo uma enciclopédia infalível que permanece válida eternamente.

Em todas as épocas, a Magia Divina esteve intimamente ligada à Grande Religião que presidia um determinado ciclo ou raça. Ela é o coração e a alma de todos os sistemas. Os sacerdotes e as sacerdotisas que presidiam os ritos e as cerimônias eram almas especialmente treinadas no conhecimento do humano e da Natureza em seus aspectos numênicos[2] e fenomênicos – treinadas para a realização e o uso perfeito de seus sentidos internos – treinadas, além disso, para conhecer a si mesmas como a Vontade – os Senhores e Mestres sobre si mesmos – e que, tendo conquistado, perduram ao longo de eras sucessivas como Forças Invencíveis demonstrando silenciosamente o poder da mente controlada. Esses são os magos caldeus, os hierofantes do Egito, os Iniciados nos Mistérios Gregos, os Magos e Deuses de todas as eras. Foram eles que, como reis-sacerdotes segundo a ordem de Melquisedeque, presidiram a legislação dos reinos. Foram eles que, como Instrutores Sacerdotais, governaram as faculdades e escolas e treinaram os futuros professores, reis e legisladores. Foram eles que, nas grandes bibliotecas e arquivos, guardaram vastos acervos de conhecimento escrito que os esforços combinados dos grandes ajudantes da humanidade haviam acumulado e entregue à sua guarda. Foram eles que, em todas as épocas, protegeram e ainda protegem as Verdades Sagradas – o patrimônio da humanidade.

Não está longe o tempo em que as pessoas voltarão a reconhecer que um estado perfeito de sociedade só será iniciado quando os altos cargos e as funções do país estiverem nas mãos de pessoas perfeitas no conhecimento e no controle de si mesmas – que conscientemente, a partir de uma simpatia compassiva, conhecem as necessidades da humanidade, independentemente de seus desejos, e que estão prontas para se sacrificar no altar da abnegação para que essas necessidades possam ser atendidas e satisfeitas. Então, as escolas, as faculdades e as universidades voltarão a ser lugares sagrados, verdadeiros jardins de puro deleite da Alma conquistada por si mesma exultando na liberdade que lhe é natural; então, novamente, a justiça presidirá os interesses dos povos, e os egoístas e avarentos que trabalham para o próprio engrandecimento sentirão seu poder se esvair, e o amor e a alegria governarão as nações.

Isso não está tão longe. Pois o clamor da humanidade é grande. O Coração do Universo responde infalivelmente ao chamado de suas filhas e filhos.

A Magia Divina se tornará novamente um poder conhecido na Terra e tem trabalhado ativamente para suprir a demanda da ansiosa Natureza; a Religião da Sabedoria está tecendo ainda outra vestimenta para se manifestar. A ciência e a intuição voltarão a dar as mãos, e os sentidos externos e internos das pessoas se unirão para formar um conhecimento mais perfeito de um Universo Perfeito.

6

Luz astral

Louise A. Off
Coletânea *Theosophical Siftings*, Londres, 1891

A Luz Astral, como fonte de todos os fenômenos do mundo, é um tema de grande importância para o estudante de ocultismo.

A raiz da palavra "astral" encontra-se no assírio *Istar*, significando "estrela", e foi aplicada a esse elemento pelos cabalistas e místicos posteriores, porque consideravam os corpos celestes como as cristalizações concretas da Luz Astral. Alguns escritores teosóficos confundiram a natureza desse elemento com a do *Akasha*,[1] enquanto na verdade este último compreende infinitamente mais, tanto em qualidade quanto em quantidade. Literalmente, o termo sânscrito *Akasha* significa "céu", mas ocultamente refere-se ao Éter *impalpável* ou à Alma dentro do Éter. Nossa autoridade mais lógica, *A doutrina secreta*, define-o como o "espírito imortal", o progenitor da vida cósmica e a "inteligência universal cuja *propriedade característica* é *Buddhi*".[2] *Akasha* é a esfera da pura mônada indiferenciada, a essência da sabedoria, enquanto a Luz Astral em seu polo oposto é o átomo abstrato da matéria, o plano da geração e o grande ventre de onde brota toda a vida planetária. O éter, que é a vibração mais elevada da Luz Astral, é apenas um veículo para *Akasha*, que em comparação é um corpo denso.

As funções da Luz Astral são tão múltiplas quanto o universo manifestado. Sua natureza é dual – o Éter mais elevado formando seu polo positivo, e os elementos concretos ou diferenciados, seu polo negativo. Sua causa remonta à raiz de todas as causas e seus efeitos envolvem todas as nossas experiências físicas e psíquicas. Lidamos com seus fenômenos familiares em cada respiração e cada movimento, enquanto as fases raras e anormais estão estritamente sujeitas às suas leis. Não é substancialmente idêntica a nenhum dos elementos materiais da matéria cósmica, mas está um grau acima de *Prakriti*[3] (a natureza apreendida pelos sentidos), penetra e vitaliza cada átomo. Ela é em si o único elemento subjacente no qual todos os outros elementos conhecidos têm sua fonte e suprimento. Em seus aspectos físicos, inclui o Éter dos cientistas modernos, mas no sentido metafísico eles mal tocam sua fronteira. Pois enquanto é o reservatório de calor, luz, magnetismo e eletricidade – o campo de todos os graus de vibração – é também a esfera de toda a vida intelectual e o agente governante no processo alquímico que liberta o átomo cerebral e o converte em pensamento. Seu ritmo vibratório determina as tendências mentais individuais e estabelece nossas relações corporais íntimas com as estrelas. Paracelso afirma que, "assim como o fogo passa por uma fornalha de ferro, as estrelas passam pelo homem com todas as suas propriedades, e entram nele como a chuva entra na terra, que dá frutos a partir dessa mesma chuva". Embora o espectroscópio[4] moderno revele a identidade em substância do ser humano infinitesimal e do maior corpo luminoso que desliza em vastas revoluções pelo espaço, nenhum instrumento foi descoberto até agora tão sensível que registre o fluido sutil e evanescente que, por sua natureza uniforme, torna possível a pesquisa astronômica e a transferência de pensamentos. O motor de Keely,[5] entretanto, já prenunciou tal descoberta.

A Luz Astral é o grande livro de registros em cujas páginas cada pensamento e ato da consciência diferenciada estão gravados, para serem lidos pelo indivíduo que aprendeu o segredo de exaltar suas vibrações até que elas se tornem sincronizadas com as ondas desse elemento mais sutil. A definição de memória, que sempre foi o enigma da ciência, uma função com uma causa inapreensível, é relegada ao domínio do ocultista, que pode defini-la brevemente como a vibração correlativa do centro cerebral com a Luz Astral. Dentro dessa correlação residem todas as possibilidades de consciência, desde o horizonte de *maya* (ilusão) até o zênite do puro Éter ou vida transcendental. H. P. Blavatsky afirma: "As forças psíquicas, os poderes 'ideomotores' e eletrobiológicos; o 'pensamento latente' e mesmo a 'celebração inconsciente' podem ser condensadas em duas palavras: a cabalística 'luz astral'." Quesne tratou-a como um fluido universalmente difundido que permeia todas as coisas e difere em ação apenas de acordo com a mobilidade do organismo ao qual está circunscrito.

A *vontade de viver* diferenciada que acompanha cada mônada primária é a escultora das imagens astrais que constituem a experiência individual. Um intenso poder de concentração torna essas imagens subjetivas, caso em que são realidades apenas para o operador, mas sob um desenvolvimento ainda mais agudo e inteligente, essas imagens podem assumir uma forma objetiva concreta, com poder de duração proporcional ao impulso original ou propósito determinado do projetor. "Vontade determinada", diz um filósofo do fogo,[6] "é o começo de todas as operações mágicas", e o grande mago Abade Constant[7] afirma que "Para adquirir poder mágico, duas coisas são necessárias: libertar a vontade de toda servidão e exercê-la com controle". Só assim é possível se tornar um mestre cuja organização física e psíquica esteja sintonizada com a nota-chave astral – cuja autoconsciência ultrapassou os limites da escravidão pessoal e cuja vontade é tão cultivada que age sem medo e sem desejo – inteligente, determinado, autocontrolado e confiante. Enquanto a maioria da humanidade está ocupada com o mero registro negativo das impressões dos sentidos, o ocultista as classifica e admite apenas aquelas mais úteis para seu propósito. O Coronel Olcott[8] refere-se à manipulação da Luz Astral em sua declaração de que "a eficácia de todas as palavras usadas como encantamentos e feitiços reside no que os arianos chamavam de *vach*, um certo poder latente que reside em *Akasha*. Fisicamente, podemos descrevê-lo como o poder de estabelecer certas vibrações medidas, não nas partículas atmosféricas mais densas cujas ondulações geram luz, som, calor e eletricidade, mas no princípio ou força espiritual latente – sobre a natureza da qual a ciência moderna quase nada sabe". Como ilustração disso, temos a palavra *Aum*,[9] que, como todos os alunos sabem, tem um efeito de equilíbrio que resiste ao avanço da paixão.

O símbolo usado para expressar o reino astral pelos místicos de todas as épocas é a serpente, ou o "dragão de fogo". Afirma-se que muito antes de nosso globo ou mesmo de nosso universo ter a forma de um ovo, "uma longa trilha de poeira cósmica (ou névoa de fogo) se movia e se contorcia como uma serpente no espaço". Este foi o início de nossa Eternidade, expresso exotericamente por uma serpente com a cauda na boca, ou no ato de incubar o *Ovo Mundano*[10] com seu sopro ígneo. Os oráculos caldeus referem-se à Luz Astral como "forma sinuosa", cuja qualificação se refere ao movimento vibratório que a caracteriza. A intensidade do ritmo de sua pulsação pode ser vagamente percebida na rapidez com que imagens sucessivas são registradas no estado de sonho ou hipnose. É contada a vivência de um estudante que estava fazendo experiências científicas neste campo psicológico com um amigo. Enquanto uma gota d'água descia sobre sua testa, ele fechou os olhos e sonhou que partia de um porto pelo mar aberto, logo passando por várias belas ilhas cheias de aldeias, cidades, campos verdejantes e montanhas. O sol brilhava generosamente, mas pouco a pouco o céu ficou mais escuro e pesado, e nuvens negras se espalharam pelo cenário. Um grande vendaval surgiu. Consternação e horror permearam a tripulação. As ondas começaram a subir cada vez mais alto, até que finalmente os céus e o mar se fundiram em um denso caos.

A crise estava próxima. O sonhador de repente sentiu como se todo o mar tivesse se partido ao meio e o arrastado para dentro – ele acordou quando a gota de água tocou sua pele, caiu da mão de seu amigo e ficou apenas alguns centímetros acima de sua cabeça. Ele registrou todo o episódio de mudanças dramáticas durante o instante em que o nervo sensorial transmitiu sua irritação ao cérebro. Muito mais notável do que isso são as imagens registradas que cobrem uma extensão de anos e são registradas em um instante de tempo, comprovado experimentalmente como sendo menor do que o período necessário para transmitir uma corrente nervosa. A incrível rapidez com que o sentimento e o pensamento podem se condensar também foi frequentemente analisada na experiência de pessoas que quase se afogaram e, como Helmholtz[11] demonstrou que o período cm que uma corrente nervosa pode ser conduzida é *definido*, não temos alternativa a não ser assumir que um elemento ou veículo muito mais sutil é empregado no registro de experiências psíquicas. Pela corrente astral através das auras, ao redor dos centros e tubos nervosos, a mente contrai a mente, os pensamentos são lançados sobre nós e as emoções são transmitidas. Ela irradia de cada humano como uma aura impalpável, mas inteligente – o meio de sua vida psíquica e intuitiva, pela qual ele demonstra simpatia e compreensão; enquanto em seu aspecto superior é o plano sensível que registra a ideação cósmica e transmite impressões da verdade e da lei universal à mente humana.

Experimentos com sensitivos treinados têm comprovado que, quando um conceito intelectual é formado, a aura astral o fotografa instantaneamente, enquanto, quando uma emoção é evidenciada, a intensidade de cor da aura muda e, ao manifestar-se à vontade, há um aumento positivo de vibração. Nós, portanto, carregamos conosco tudo o que já pensamos e sentimos – e o eu é a essência sempre refinada desse pensamento e sentimento. Deste ponto de vista, a responsabilidade assume proporções enormes, e percebemos por que os grandes Mestres do mundo sempre concordaram que o ser humano é seu próprio céu e seu próprio inferno.

O grande mesmerizador[12] Du Potet[13] declara que a faculdade de dirigir esse fluido é inerente a certos organismos, que ele passa por todos os corpos e que tudo pode ser usado como condutor – "nenhuma força química ou física é capaz de destruí-lo". Tratando-se assim do mais simples início desse poder latente, quem pode dizer para onde seu desenvolvimento posterior levará a consciência coletiva da humanidade?

Na presente era, nossa ciência nos informa, percebemos principalmente apenas as vibrações mais baixas e as qualidades inferiores da Luz Astral, porque estamos no arco inferior[14] de nosso ciclo atual e a energia da onda vital está em seu declínio. H. P. Blavatsky diz sobre o método de expressão de Platão que ele "divide o progresso intelectual do universo durante cada ciclo em períodos férteis e estéreis (...) Quando essas circulações, que Eliphas Levi chama de 'correntes da Luz Astral' no Éter universal (...) ocorrem em harmonia com o espírito divino, nossa Terra e tudo o que pertence a ela desfrutam de um período fértil. Os poderes ocultos das plantas, dos animais e dos minerais simpatizam magicamente com suas naturezas superiores, e a alma divina do humano está em perfeita inteligência com essas naturezas inferiores.

Mas durante os períodos estéreis estes últimos perdem toda a sua simpatia mágica, e a visão espiritual da maioria da humanidade fica tão ofuscada que perde toda a noção do poder superior do seu próprio espírito divino. Estamos em um período estéril". Ignorando as nossas forças latentes inerentes, derivamos numa submissão negativa às leis inferiores da Natureza, sofremos privações, falta de pensamento, emoção e volição, enquanto o precioso fluido, em muda antecipação, assombra nosso sono sem sonhos e aguarda o amanhecer de uma Consciência superior.

7

Filosofia do som

Charlotte E. Woods
Revista *Universal Brotherhood Path*, Califórnia, 1900

O poder universal da música sobre os estados mentais dá origem a muitas especulações fascinantes entre os músicos, que têm inclinação filosófica pela *lógica* do som e sua correspondência com outros fenômenos vibratórios da natureza. Não basta para algumas mentes apenas experimentar os efeitos da elevação de certas combinações sonoras sobre si mesmas e sobre os outros; é preciso investigar ainda mais por que o som nos afeta e explorar a conexão sutil entre as ondas ou vibrações do éter e as ondas ou vibrações da natureza psíquica interna do ser humano. Esses investigadores, embora muitas vezes percam na arte o que ganham com a crítica científica dirigida a ela, fazem muito para defender a dignidade da música como um fator real na evolução da alma humana.

"A música", foi dito intuitivamente, "não é apenas um dos refinamentos da vida, mas a própria vida." Se isso for verdade, nossos poetas podem estar falando mais literalmente do que imaginamos, quando descrevem a vida do homem e do Universo em termos de som.

> E não sei se, salvo nisso, tal dádiva é
> concedida ao homem, que a partir de
> três sons ele crie, não um quarto som,
> mas uma estrela.
>
> Pense bem nisso; cada tom de nossa
> escala é em si mesmo nada; está em
> toda parte no mundo – alto e baixo,
> e tudo está dito.[1]

A ciência das vibrações, embora ainda seja imperfeitamente compreendida, parece nos abrir pelo menos um portal do mistério da vida. Penetre fundo o suficiente – "e tudo está dito". Como toda vibração produz som, e como toda matéria está em movimento ou vibração, segue-se que, onde quer que haja matéria ou substância, deve haver também som, embora inaudível. Portanto, todo objeto e parte do universo estão continuamente produzindo um som específico, embora nossos ouvidos não sejam suficientemente sensíveis para percebê-lo. Verdadeira e literalmente o mundo é uma vasta orquestra de vibração pulsante, e a "música das esferas" existe tanto para o cientista quanto para a pessoa de imaginação.

A declaração citada com frequência pelo Professor Huxley[2] em seu ensaio sobre a "Base física da vida" virá prontamente à mente de muitos:

"A maravilhosa quietude do meio-dia de uma floresta tropical deve-se, afinal, apenas à nossa incapacidade auditiva; e se os nossos ouvidos pudessem captar o murmúrio desses pequenos redemoinhos, enquanto rodopiam nas inúmeras miríades de células vivas que constituem cada árvore, ficaríamos atônitos, como com o rugido de uma grande cidade".

A busca de um músico às vezes o afasta do lado prático de sua arte, para o especulativo. Ele precisa se tornar, por um tempo, um filósofo, buscando entender como o som é produzido e sua relação com a essência das coisas. E a ciência nos dá tantas dicas importantes – nos coloca uma escada tão alta para subir, que subiremos para descobrir, quando estivermos alto o suficiente, que os orientais estiveram à nossa frente e colocaram o som – matéria primordial em vibração – na vanguarda do programa divino do Universo.

De acordo com os *Puranas*,[3] o mundo, com suas incontáveis formas, condições e aspectos, é construído a partir de uma única substância, cujas primeiras manifestações possuem o único atributo concebível do som. Os *Vedas* apresentam a causa do som e a "voz da natureza" sob a alegoria dos Gandharvas, os 6.333 cantores e músicos celestiais do reino de Indra (o Deus do Céu no hinduísmo), que personificam, mesmo em números, os múltiplos sons da natureza, tanto espirituais quanto físicos. Os hindus os interpretam como sendo as forças do fogo solar, e sua associação tanto com o calor quanto com o som é um interessante desdobramento da hipótese da ciência moderna de que o calor é uma forma específica de movimento vibratório, e toda vibração produz som, audível e inaudível.

Claro, a ciência ri dos *Vedas* e de seus métodos de conto de fadas para lidar com fatos. Não sabe nada sobre um hipotético Éter-Akasha como a origem do som. "O som é o resultado da vibração do *ar*", dizem nossos sábios. Apesar disso, vamos apenas dar uma olhada em algumas dessas bobagens arcaicas sobre o assunto.

As três filosofias religiosas mais diferentes do mundo antigo concordam com a ideia de criação, ou transmutação, por meio da palavra ou do som. O Brahma hindu, através de *Vach* (Fala Divina), criou as Águas Primordiais. Luz, Som, Número, as Dez Palavras, ou *Sephiroth*, são os três fatores da Criação, de acordo com a cabala caldeia-hebraica. Os pitagóricos sustentavam que o *Logos* evocou o mundo a partir do caos pelo som ou pela harmonia, e o construiu de acordo com os princípios da proporção musical. Por essa razão, Pitágoras tornou obrigatório o conhecimento de música e matemática para a admissão em suas escolas.

Vamos conceder, para fins de argumentação, que esses antigos sabiam algo, que seu *Akasha – Vach – Logos – Verbum* continha fortes ideias de uma condição, se assim posso dizer, de som *espiritualizado*, o resultado de vibrações tão rápidas em um meio tão atenuado que desafia a investigação por meios físicos e pode ser alcançado em pensamento apenas por indução da lei da analogia em todos os planos da Natureza. Isso nos dará alguma concepção do som como uma potência (possivelmente) criativa e um fator na evolução inicial da Forma. Essa hipótese não é corroborada pelos experimentos célebres de Watts-Hughes,[4] nos quais areia sobre velino[5] esticado é moldada em formas geométricas pelas vibrações de uma corda de violino? A ciência, de fato, parece estar despertando, em muitas direções, para as grandes possibilidades ligadas ao uso correto e à compreensão do som e de sua irmã, a cor.

Cada átomo de matéria no Universo, de cada grau de densidade, provavelmente tem um padrão fixo de vibração. Pode-se produzir, pelo som, a nota chave dos átomos que compõem uma estrutura ou organismo, e pode-se harmonizá-los ou perturbá-los de acordo com a proporção particular de vibração empregada. Nos casos em que a doença se deve a uma perturbação do equilíbrio correto do movimento molecular – seja no aspecto físico ou psíquico da pessoa – o uso adequado do som como restaurador da equidade é cientificamente concebível. Recentemente, ouvimos falar da Guilda de Santa Cecília,[6] cujo objetivo é aliviar certas formas de sofrimento por meio de música executada no quarto do paciente por músicos competentes que se dedicaram a esse experimento. Em Paris, também, as diferentes cores do espectro foram recentemente usadas no tratamento de doenças.

O som é o primeiro elo de uma cadeia (possivelmente) infinita de fenômenos resultantes do movimento vibratório da matéria em diferentes graus de modificação. De 32 a 32.000 vibrações por segundo está a faixa de som audível ao ouvido humano, transmitida pelo ar. De 32.000 a um terço de um bilhão de vibrações é a região dos raios elétricos, sendo o meio o éter. Lord Armstrong[7] demonstrou que esses raios produzem formas em proporção geométrica. De 35 a 1.875 bilhões por segundo, temos a faixa dos raios de calor e luz – uma margem estreita que compreende o vermelho em 450 e o violeta em 750 bilhões. Alguns degraus acima, podem ser encontradas as vibrações dos raios Röntgen,[8] de um quarto de trilhão a dez vezes esse número por segundo. Em seguida, uma vasta região quase inexplorada na qual os raios deixam de ser refratados, refletidos ou polarizados e atravessam corpos densos como se fossem transparentes.

O professor Crookes[9] é nossa autoridade para esta escada vibratória, e ele não estabelece limites para sua ascensão em taxas de velocidade sempre crescentes. Uma observação dos limites extremamente estreitos de nossas percepções e conhecimento leva à especulação de que o som possa existir em níveis de altura inconcebível, bem como no ponto comparativamente baixo na ascensão em que o encontramos. Seja pelo princípio de que os extremos se encontram, o Akasha hindu – som espiritualizado – pode não ser tão pouco científico, afinal.

Mas voltando à *realidade*. Som, forma, cor, calor são uma série de efeitos aparentemente interdependentes que surgem de uma única causa: a matéria em movimento. Agora, ao organizar as vibrações do som em certas combinações definidas, como na música, obteremos uma impressão distinta na mente e nas emoções, e nos depararemos novamente com o consagrado problema de associar mudanças na matéria com mudanças na mente e no sentimento. Um fenômeno novo e totalmente diferente foi acrescentado à nossa lista de correspondências – um fenômeno que sempre constituiu o "até o presente" do cientista.

Apenas uma pista pode ser oferecida aqui, e esta é insuficiente. Huxley, como vimos, considera cada átomo na natureza como pulsando com um som inaudível. Se sua afirmação for verdadeira, segue-se que não apenas o corpo físico das pessoas, mas o éter que o interpenetra, e mesmo a substância ou veículo interior da mente das pessoas devem ter, cada um, sua própria nota dominante, que pode ser alterada e modificada pelo poder do som em diferentes combinações. Se não fosse assim, se o som não existisse dentro das pessoas de uma forma ou de outra, por causa das moléculas regularmente tonificadas de sua natureza interior sensível, não poderia haver conexão entre ele e os sons que o alcançam de fora. Portanto, é fácil entender por que cada organismo, com sua própria nota-chave ou padrão de vibração peculiar, será afetado de modo diverso por diferentes classes de música, certas combinações de sons influenciando fortemente algumas naturezas em uma direção particular e deixando outras intocadas por falta da nota-chave apropriada.

Do costume oriental de cantar *mantras*, ou o emprego deliberado de certas vibrações sonoras para a produção de determinados estados de consciência, até o *leitmotiv* (motivo condutor) de nossos compositores orquestrais modernos, há provavelmente uma grande distância; no entanto, ambos têm um princípio comum. Nos dramas de Richard Wagner, por exemplo, o ouvinte associa na consciência certos personagens e pontos dramáticos com uma combinação apropriada de notas. Cada parte da obra está para cada um, e para o ouvinte, em uma proporção vibratória definida. De modo que, pela repetição constante dos *motivos* individuais, ou *logoi* (este último, um termo significativo), a consciência do público torna-se sintonizada com uma relação de simpatia com os personagens e episódios apresentados, dos quais os motivos são os equivalentes sonoros experimentados. Este poder mantrâmico da música para despertar estados correspondentes de consciência está ao alcance da experiência de todos.

Dos compositores modernos, possivelmente Wagner e Schumann tiveram a percepção mais profunda da influência do som sobre o organismo psíquico interno. Para eles, o poder do compositor residia na expressão e interpretação, em termos de som, de certos estágios da experiência da alma. Sem uma perfeita sintonia entre as vibrações internas que compõem a individualidade com suas correspondências externas, sem a verdadeira inspiração fundada na natureza e na vida da alma, a música pode passar para o reino da ginástica sonora intelectual, mas nunca poderá se tornar uma verdadeira *arte*.

De acordo com o que a pessoa fez, sofreu, pensou e experimentou, haverá harmonia ou discórdia na nota psíquica que ela emite. Em cada pessoa esta nota é dominante, soando através de toda a sua individualidade, discordando ou harmonizando de acordo com o tom mental daqueles com quem ela entra em contato. A esse fato, talvez, se possa atribuir o poder afetivo superior da voz humana sobre outras formas de expressão musical. Esse instrumento pode revelar com precisão o estado interior de um orador ou cantor. Se alguém tiver passado por uma grande experiência de sofrimento, ela será armazenada dentro dele, e sua voz carregará consigo a expressão sintética de todo o seu ser. Um caráter superficial ou não formado é inequivocamente revelado dessa maneira.[*]

Até certo ponto, o público e o músico são um só, pois o que o último transmite em termos de vibrações externas, o primeiro responde em termos de emoção e pensamento. Algumas músicas, é verdade, tocam lugares mais profundos; despertam experiências que não podem ser expressas por fenômenos tão superficiais quanto o sentimento. Cria ou recria um estado demasiado elevado e fugaz para os instrumentos do psicólogo musical, no qual os ouvintes recuperam, por um instante, a Visão Beatífica, sendo conduzidos à "borda do Infinito", contemplam por um momento Aquilo.

Depois disso, a ciência pode dizer o que tem a dizer a ouvidos surdos.

---

[*] Ver as observações de E. A. Neresheimer em "Music" [Música] na *Theosophy*, de agosto de 1897.

8

Felicidade

Elsie Barker
Revista *Universal Brotherhood*, Nova York, 1898

Algumas vezes eu penso que a busca da felicidade é muito parecida com a busca da própria sombra. Ela sempre escapa às pessoas que, sem fôlego, correm atrás dela; mas se as pessoas se afastarem e se ocuparem com outra coisa, a felicidade logo as seguirá.

A condição da felicidade é tão evasiva quanto a sombra: ela certamente escapa à análise e parece ter tantas definições quanto perseguidores.

Pedi a várias pessoas que me dissessem o que significava felicidade para elas, e cada uma me deu uma resposta diferente. Um homem me disse que era ter dinheiro; outro, que era ter muito dinheiro para gastar; enquanto um jovem e querido amigo meu disse que a palavra "felicidade" para ele sugeria uma lareira e uma revista – lazer infinito para estudar e sonhar.

Parece, portanto, que a felicidade, para a maioria das pessoas significa prazer – contentamento, pelo menos por enquanto, com o que lhes pertence.

Porém, nem todo prazer é felicidade, e a distinção, às vezes, é mais do que uma questão de grau. O mero prazer é necessariamente breve; ele termina; mas a verdadeira felicidade é serena; é duradoura e pode ser eterna. Ela não é encontrada na busca desenfreada por riqueza e diversão que caracterizam nossa civilização. As pessoas estão sempre lutando por algo – algo que possa ser conquistado, possuído e desfrutado. Dê a elas o objeto de sua busca e elas não pararão para desfrutá-lo, mas começarão imediatamente a buscar outra coisa. E assim por diante durante toda a vida. No final, elas não têm nada que valha a pena ter, e toda uma vida foi desperdiçada na busca de sombras. Aqueles que perseguem a felicidade dessa forma a encontrarão como uma ilusão.

Por que não viver no presente? Nada pode lhe tirar isso. Se você vai sofrer amanhã, aproveite ao máximo a paz de hoje. Não tenha medo do futuro. A situação desagradável que você teme pode nunca vir a acontecer. Divirta-se agora, no presente. Todo o tempo é o presente. É sempre agora; sempre será agora.

Todos aqueles que são bem jovens e que estão insatisfeitos com o momento atual esperam ser felizes algum dia, porém, à medida que envelhecem, não têm tanta certeza de que o serão. Começam a ter dúvidas e a exigir menos. Uma mulher, cuja vida foi muito sofrida, disse:

> O coração pede primeiro prazer,
> depois, alívio da dor; depois
> aqueles pequenos analgésicos,
> que amortecem o sofrimento;
> depois, para adormecer;
> e depois, caso seja da
> vontade de seu Inquisidor,
> a liberdade para morrer.

Isso não soa muito esperançoso, mas, como a maioria das afirmações pessimistas, contém um pouco de verdade.

O problema da maioria de nós é que nos levamos a sério demais. O senso de humor já salvou muitas pessoas da melancolia. Com isso, não quero dizer que devemos nos entregar à leviandade e encarar a vida como uma piada; em vez disso, devemos considerá-la como um grande jogo, que podemos jogar bem ou mal, conforme nossa escolha e de acordo com nossa habilidade. No grande jogo de xadrez da vida, há reis, torres e peões, e conhecer o valor relativo de cada peça é uma sabedoria.

Alguém definiu a genialidade como "o desprezo pelo que não tem importância"; e certamente não há causa mais frutífera de descontentamento do que uma preocupação contínua com pequenas coisas. Se sua roupa está fora de moda e você não tem dinheiro para comprar outra, por que se preocupar com isso até que sua alma se sinta fora de moda também? Esqueça isso, e as outras pessoas estarão muito propícias a fazer o mesmo – se, de fato, elas o notaram.

Cultive a maior despreocupação. Nós nos preocupamos demais com o que os outros pensam de nós. É bem provável que pensem muito pouco sobre nós, de uma forma ou de outra. Conheci uma mulher inteligente que ficou infeliz durante uma semana por causa de uma pequena gafe social, que provavelmente passou despercebida, exceto para uma ou duas pessoas, e que foi esquecida por elas em cinco minutos.

Por que se lamentar por seus erros? Você os cometerá; todos nós cometemos. Apenas aproveite a lição e deixe o pensamento de lado.

Ralph Waldo Emerson falou de arrependimentos como "falsas orações".

Outra causa de infelicidade é o fato de todos nós exigirmos demais da vida. Exigimos que todos os nossos ideais sejam realizados e, como eles não são realizados, ficamos infelizes. Esse sentimento de desencanto cresce lentamente, ano após ano, à medida que, uma a uma, nossas esperanças não se concretizam; à medida que, um a um, os amigos que considerávamos ideais se revelam apenas mortais – e, às vezes, muito fracamente mortais; à medida que somos forçados a renunciar, um a um, aos ideais carinhosamente acalentados na juventude. Um ideal morre duramente. Acredito que não há sofrimento maior do que ter de renunciar a um ideal.

Saiba que seu ideal de amor, de amizade, de perfeição em qualquer coisa, jamais se realizará nesta vida. Não digo isso com espírito pessimista, mas porque acredito que seja verdade. Neste mundo pouco poético não encontramos realidades poéticas. Podemos fechar os olhos para os fatos da vida e viver em nosso próprio mundinho de sonhos, se quisermos – e pudermos. Lá sempre há poesia suficiente. Lá podemos entreter nossos ideais para satisfazer nosso coração. Quanto a mim, tenho muitos ideais que sei que nunca poderão ser realizados. Muitas vezes, me enganei deliberada e conscientemente, porque o engano me fez feliz. Isso pode ou não ser sensato; é um assunto sobre o qual pode haver uma razoável diferença de opinião.

Dizemos: "Não há religião superior à verdade". Suponho que também podemos dizer que não há ideal superior à verdade; mas há ideais que são mais belos do que certos *fatos*, e não sei se é ou não imprudente valorizá-los. Sei apenas que continuarei fazendo isso enquanto ainda tiver um ideal para acalentar.

Minha razão me diz que, se eu morresse ou me ausentasse por muito tempo, a maioria dos meus amigos deixaria de pensar em mim com frequência; que aqueles que eu mais amo logo ocupariam o lugar vago deixado em seus corações. Devo deixar que essa possibilidade me torne infeliz? Devo me recusar a acreditar no amor que me é dado porque sei que um choque moderado pode abalá-lo? Não, certamente não. Ele é tão verdadeiro, até onde pode, como se fosse feito de um material mais forte e resistente. Culpamos a tília porque não é um carvalho, ou o pequeno riacho porque não é um rio? Cada um tem seu próprio trabalho a fazer no grande plano da criação.

Aceitemos as coisas como elas são, com todas as suas imperfeições, e não nos entristeçamos porque são menos bonitas do que gostaríamos que fossem. Tirar o melhor proveito das circunstâncias será tão importante quanto qualquer outra coisa para garantir a felicidade. A pessoa que faz isso nunca pode ser verdadeiramente infeliz; sempre encontrará o lado bom da nuvem mais escura; e se ela não tiver uma felicidade grande e ativa, sempre terá a satisfação passiva que vem do fato de saber que as coisas não são tão ruins quanto poderiam ser.

E é bem possível que ser feliz, de qualquer maneira, não seja a maior preocupação desta vida.

Se fizermos, da melhor forma possível, o trabalho que nos foi dado, sentiremos a consciência abençoada de ter cumprido nosso dever; conheceremos a felicidade que vem ao trabalhador no final de um dia bem vivido.

E suponho que não haja nada que proporcione uma felicidade maior e mais satisfatória do que o sucesso no trabalho que escolhemos na vida. Eu sou daquelas pessoas que acreditam no trabalho. Não é um mal, mas um bem positivo. O trabalho, mesmo o não prazeroso, é um grande professor, uma grande mãe. Fortalece a vontade e desenvolve a firmeza de propósito. É preciso ter muita força de vontade para persistir, ano após ano, em um trabalho que não é agradável, a fim de alcançar algum resultado desejado; mais difícil ainda quando o objetivo em vista é apenas o de sobreviver. No entanto, é possível ser moderadamente feliz mesmo sob essas circunstâncias.

Mas se nosso trabalho é algo que amamos, como uma arte ou uma ciência, algo que fazemos por si só, sem levar em consideração o ganho financeiro, então nossa felicidade é quase perfeita, especialmente se obtivermos uma boa dose de sucesso.

Se bem me lembro, Schopenhauer diz que o que mais se aproxima da felicidade perfeita neste mundo é o artista criativo em seu trabalho. Portanto, são sábios aqueles que adoram a arte.

> Ela pode inspirar a mente
> que em nós vive, e assim
> imprimir com beleza e quietude,
> e então alimentar com grandes
> pensamentos, que nem más línguas,
> juízo temerário ou mofar egoísta,
> nem o cumprimentar sem cortesia,
> nem toda a triste relação de vida,
> dia a dia, podem prevalecer
> contra nós, perturbar nossa
> animada fé de que tudo o que
> olhamos está pleno de bênçãos.[1]

Na arte, a pessoa pode se perder, pode se livrar do sentimento de separação dos outros, que é a desolação. Em seus momentos de inspiração, de excitação criativa, o artista se sente parte do *grande* Criador; está em comunhão com os deuses.

Certa vez, um jovem me disse que, para ser feliz, ele deveria se interessar tanto por algo a ponto de se esquecer completamente de si mesmo. Inconscientemente, ele havia se deparado com uma grande verdade, um grande mistério.

Há outra questão muito discutida por filósofos – e outros, que é a necessidade de eliminar o desejo. Creio que a pessoa que não deseja nada deve achar a vida entediante. Imagine um mundo em que não há nada pelo que trabalhar, uma condição em que você não deseja nada, em que nada lhe dará prazer ou dor. Eu preferiria uma dor boa e forte a essa apatia.

No entanto, creio que essas duas visões extremas podem ser harmonizadas.

Suponho que aqueles que falam tanto em acabar com o desejo se refiram simplesmente ao desejo de gratificação egoísta, enquanto aqueles que amam a vida e a ação devem ter algum propósito na vida além da simples existência e da gratificação de desejos meramente egoístas.

Vivamos de forma simples, natural, sem pressa e sem medo, desejando fortemente o que é bom para nós, deixando de lado as coisas que são egoístas e prejudiciais, e teremos a certeza de uma quantidade saudável de felicidade, pois teremos criado harmonia em nós mesmos.

Toda a verdadeira felicidade vem de dentro de nós mesmos. Você pode vagar pelo mundo inteiro, pode ter riqueza para atender a todos os desejos que podem ser satisfeitos por ela, pode ter amigos e companheiros alegres com quem passar os dias e as noites; mas se a alma desperta estiver realmente consciente das horas desperdiçadas e dos deveres não cumpridos, e da atrofia dos dons que poderiam ser usados de forma nobre para si mesma e para a humanidade, essa alma não poderá conhecer nenhuma felicidade digna desse nome. Em momentos de esquecimento, ela pode encontrar prazer, mas a felicidade é um sentimento mais profundo e calmo; é o contentamento com tudo o que foi, é e será.

Então, é preciso ter fé em si mesmo; é preciso ser autoconfiante. Somos felizes quando confiamos em nós mesmos; quando duvidamos de nós mesmos, somos infelizes. Você já teve um sentimento de desconfiança em relação a si mesmo? Isso é desespero! É a total falta de esperança. Mas nenhuma pessoa que realmente confia em si mesma pode ser infeliz por muito tempo. A pessoa verdadeiramente autoconfiante está protegida contra as fraquezas da miséria.

É claro que existem graus de felicidade. Algumas naturezas são capazes de uma intensidade emocional que a maioria jamais conhecerá. Mas a maioria não é infeliz em sua privação do êxtase maior, porque nada sabe sobre isso; e sendo mais densos e de sensibilidade mais embotada, são assim protegidos de muito sofrimento que vem para a natureza mais finamente organizada e sensível.

Tudo tem sua compensação em algum lugar. Esta é a lei do carma.

Uma disposição feliz pode ser um dom da natureza, mas, como todos os outros dons naturais, pode ser cultivada. Como já foi dito:

> "Esta vida é o que fazemos dela;
> e se é boa ou ruim é apenas a
> maneira como a vivemos."

Um sentimento de descontentamento, se incorporado ao estado de espírito, se tornará crônico. Conheço pessoas que realmente parecem odiar a si mesmas e a todos os outros, e sempre se sentiram infelizes.

Felicidade é Amor, não apenas de um ou dois, mas de todos, um grande amor por todas as coisas criadas. Um gênio nobre deu expressão a isso:

> "Ó pessoas, eu vos adoro!
> Sintam-se beijadas."

Nenhuma pessoa pode se sentir assim e não ser feliz.

Mas esse amor universal não precisa nos tornar indiferentes ao amor especial, como muitos parecem acreditar. E aqui quero dizer que acho que aqueles que tentam eliminar todo afeto especial de seus corações cometem um grande erro. Eles não amam mais a humanidade porque são indiferentes àqueles que estão mais próximos deles. Isso é puro sofisma – em minha opinião. Acredito que, proporcionalmente à capacidade de amar um homem ou uma mulher de forma profunda, verdadeira e altruísta, estará a capacidade de amar a raça e trabalhar pela elevação dos caídos. E Pinero[2] nos diz que "aqueles que amam profundamente nunca envelhecem".

O problema é que somos todos muito egoístas em nosso amor. Estamos sempre pensando no que vamos conseguir, não no quanto e quão generosamente podemos dar. Não precisamos ser tão mesquinhos em nossos corações.

Cultivemos também o espírito de bondade e de tolerância para com os outros. Enquanto odiarmos alguém, nossa felicidade será prejudicada. Haverá uma mancha escura na alma.

Doe livremente; não apenas coisas materiais, mas doe a si mesmo, doe sua simpatia. Talvez não aceitemos totalmente o ponto de vista extremo de Drummond,[3] de que "Não há felicidade em ter ou receber, mas apenas em dar"; no entanto, se olharmos para trás em nossas vidas, veremos que os momentos mais felizes foram quando trouxemos um sorriso para substituir uma lágrima, ou uma canção para lábios que só conheciam suspiros. "A felicidade não resulta da posse de algo, como comumente se supõe, mas do uso livre, pleno e desimpedido dos poderes no serviço altruísta."

Para homens e mulheres vaidosos e egoístas, isso pode parecer impossível; mas passei a acreditar que a pessoa mais feliz do mundo é a verdadeiramente altruísta, cujo principal objetivo na vida é trazer a luz do sol para outras vidas. Talvez você se lembre de que o nome de Abou Bem Ahdem,[4] que "amava seus semelhantes", estava na lista do anjo acima dos nomes daqueles que "amavam o Senhor". A alma dessa pessoa está em harmonia com a alma universal. Tal harmonia traz felicidade. É a falta de harmonia que causa a infelicidade.

O que desejo dizer para encerrar foi tão bem dito por Matthew Arnold, em seus versos sobre autossuficiência,[5] que citarei o poema aqui.

"Autossuficiência"
Cansado de mim mesmo,
e farto de perguntar
o que sou, e o que devo ser,

na proa deste navio eu me
encontro, que me leva adiante,
adiante, sobre o mar estrelado.

E um olhar de desejo apaixonado
sobre o mar e para as estrelas
eu envio: "Vós, que desde minha infância
me acalmaram, acalmai-me, ah,
compenetrai-me até o fim!"

"Ah, mais uma vez", eu clamei,
"vós estrelas, vós águas, renovai
em meu coração vosso poderoso
encanto; ainda, ainda me deixai,
enquanto vos contemplo, sentir
minha alma tornando-se
vasta como vós!"

Do intenso, claro, céu estrelado,
sobre o caminho inquieto do mar
iluminado, no ar noturno sussurrante
veio a resposta: "Queres ser como eles?
Vive como eles."

"Sem medo do silêncio ao redor,
sem distração pelas vistas que
veem, eles não exigem que as

coisas fora deles lhes concedam
amor, divertimento, simpatia."

"E com alegria as estrelas brilham,
e o mar em seu longo rolar de prata
ao luar; pois, autoconfiantes, vivem,
sem definhar com a febre de
alguma alma diferente."

"Limitados por si mesmos, e
desatentos ao estado em que
as outras obras de Deus possam
estar, em suas próprias tarefas
todas suas forças concentrando,
alcançam a vida poderosa que vês."

Ó voz nascida do ar! há muito,
severamente clara, um grito
como o teu eu ouço em meu
próprio coração: "Decida ser
tu mesmo; e saiba que aquele
que encontra a si mesmo,
perde sua miséria!"

9

Harmonia

Amy N. Wharton
Revista *Universal Brotherhood*, Nova York, 1899

O dicionário nos informa que "harmonia" é a justa adaptação das partes entre si em qualquer sistema de coisas destinado a formar um todo conectado – ou uma concordância. A harmonia é então o que absolutamente necessitamos para a Fraternidade Universal, e sem ela essa ligação e união da raça humana seria impossível. Para se tornar esse todo conectado, a primeira coisa a estudar é como reconhecer e, então, como obedecer a essa grande Lei da Harmonia. H. P. Blavatsky em *A doutrina secreta* diz que "O mundo foi retirado do caos (ou matéria) pelo som ou harmonia". A voz do Grande Espírito que se movia sobre a face das águas dizendo "Haja luz", foi o início harmonioso da vida, onde o som produziu a luz, mostrando a conexão sutil e oculta entre os dois elementos. "Da harmonia, da harmonia celestial, essa estrutura universal começou",¹ diz Dryden. As vibrações rítmicas, interpenetrando todo o espaço, são a raiz do ser; toda a natureza do ser humano deve, portanto, estar sintonizada com a harmonia. A discórdia e a desarmonia são a causa da doença e do pecado, consequentemente nosso grande trabalho é restaurar as vibrações harmoniosas do Universo. Quando dois corações batem em sintonia, há harmonia, e quando muitos indivíduos combinam e estão de acordo, a onda rítmica tem uma força que arrasta tudo diante dela.

A música, que é a sucessão de sons harmoniosos, tem grande poder de produzir unanimidade de sentimentos bondosos, ou de despertar os piores sentimentos e paixões. Testemunhe o efeito da *Marselhesa* (Hino nacional da França) na população francesa, seus acordes inspiradores despertam o espírito marcial em todos que a ouviram. Em seu poema "Alexander's Feast" [Festa de Alexandre],² Dryden mostra o poder da música em influenciar as paixões da multidão, alternando entre guerra e amor. Thoreau chama a música "a grande reformadora", e ela também tem sido usada como cura para certas doenças. Um médico afirmou que "o efeito da música é transmitido por uma ação reflexa nos nervos que governam o suprimento de sangue. O efeito da música é dilatar os vasos sanguíneos para que o sangue flua mais livremente e aumente a sensação de calor. Com o aumento do fluxo sanguíneo, a nutrição é efetuada". Dessa forma, a música pode ajudar na cura de doenças. Os efeitos fisiológicos da música também foram estudados por um russo chamado Doziel, que afirma que "a ação dos tons musicais sobre os humanos e os animais se expressa em grande parte pelo aumento da frequência dos batimentos cardíacos", que as "variações na pressão arterial dependem da altura e da intensidade do som e do timbre", e que "nas vibrações da pressão arterial, as peculiaridades dos indivíduos, sejam pessoas ou animais, são claramente aparentes".

Tolstói, em seu pequeno e notável livro, *A Sonata Kreutzer*, mostra os efeitos nefastos de certas formas de música sobre um corpo tensionado pelos nervos sensoriais, levando a uma condição em que apenas as dissonâncias são suscitadas, fazendo com que estranhas anomalias da natureza venham à tona, com as quais nem se sonhava. Tolstói coloca na boca do homem que matou a esposa em um ataque de ciúmes estas palavras: "As pessoas dizem que a música eleva a alma; bobagem! Mentira! Ela exerce uma influência, uma terrível influência – mas não do tipo que enobrece. Sob essa influência pareço sentir o que não sinto, entender o que não entendo, ser capaz de fazer o que não sou capaz – a música me transporta imediatamente para o estado de alma em que o compositor estava quando a escreveu. Para ele, a música tinha um significado, mas para mim, nenhum – e é assim que a música causa uma excitação que permanece inalterada – não se sabe o que, durante esse estado de excitação, deve ser feito. É por isso que a música é tão perigosa e age, às vezes, de maneira tão terrível".

Nessa passagem, é claramente mostrado o perigo que há na música de certo tipo, através do poder que possui em despertar estados de sentimento que são degradantes, mas, por outro lado, a música mais elevada e nobre tem o poder de despertar o lado mais sublime da natureza humana.

Dizem-nos que Tebas foi construída pela música de Orfeu. Carlyle, falando dessa lenda, diz: "Nosso Orfeu caminhou na Judeia dezoito séculos atrás. Sua melodia esférica, fluindo em silvestres tons nativos, cativou as almas arrebatadas dos humanos; ainda flui e ressoa, embora agora com mil acompanhamentos e ricas sinfonias, através de nossos corações; e os modula e conduz divinamente".[3]

Descobrimos que as vibrações musicais lançam grãos de areia na forma de samambaias, flores, árvores, além de formas simétricas e matemáticas. Pitágoras chegou a afirmar que a oitava deu forma ao nosso planeta, e diz-se que certos experimentos mostraram que, quando uma oitava é tocada, a areia sobre uma placa de vidro se dispõe na forma de um círculo. Platão, na cidade perfeita que planejou, deu à música, em seu sentido mais amplo, o primeiro lugar – ele a torna o principal assunto no estudo dos jovens. "Exercício físico para o corpo e música para a mente", diz ele, e continua, "não deveríamos então começar ensinando música?" Ele prossegue dizendo que a melodia tem três componentes: sentimento, harmonia e ritmo, e que esses três devem corresponder entre si – observando que o ritmo virá depois da harmonia, e aconselhando que "nossos cidadãos não sigam ritmos sempre variáveis com uma variedade de cadências, mas observem quais são os ritmos de uma vida ordenada e vigorosa", que devem obrigar o tempo e a melodia a se submeter ao sentimento, e não o sentimento a se moldar ao tempo e à melodia, creio que com isso ele pretendia mostrar que os sentidos devem ser controlados pelo Eu Superior, e que o objetivo não era a gratificação individual, mas a vida harmoniosa de todos. Há tanto sobre a harmonia na *República*, de Platão, que a citação transmite apenas uma ideia de seu significado. O trabalho recompensa bem o estudo de qualquer um que se interesse pelo assunto. A ideia grega de música era, é claro, muito diferente do desenvolvimento moderno dessa arte, mas era vista como a raiz da educação esotérica, pois na escola de Pitágoras nenhum candidato era admitido a menos que já fosse proficiente nas ciências da aritmética, astronomia, geometria e música, que eram consideradas as quatro divisões da matemática, sendo esta última a ciência que trata de números e magnitude, ou, em outras palavras, o início da criação, pela correlação da força com a matéria; como diz H. P. B.: "O mundo foi construído de acordo com os princípios da proporção musical".

Beethoven fala da música como "a mediadora entre a vida espiritual e sensorial". A harmonia é a ponte do arco-íris que atravessa o abismo místico entre o mundo material e o mundo ideal; muitas vezes podemos cruzar esse abismo nas asas do doce som; a música é o meio do pensamento que vem de outro plano, que não tem outra linguagem; dela podemos às vezes até deduzir lembranças de eras passadas, e ideias para as quais não temos palavras tomam forma na música. É um meio pelo qual podemos deixar esta terra de sombras e entrar naquele país luminoso onde podemos saber como somos conhecidos. Foi através dessa ponte radiante que os deuses se retiraram para Valhala, de um mundo que estava se tornando muito material, no qual eles já não podiam mais existir. É sobre essa ponte que eles devem voltar para nós quando criarmos uma atmosfera na qual possam viver novamente entre nós. Houve um tempo em que os deuses caminhavam sobre esta terra e os humanos viviam em paz – essa foi de fato a Idade de Ouro. "Entre as aclamações das estrelas da manhã e o aplauso de todos os filhos de Deus."[4] Não podemos tornar esse tempo possível novamente, transformando as discórdias da vida em harmonias, primeiro para nós mesmos e depois para todos os outros?

É dito em *A doutrina secreta* que "existe uma lei eterna na natureza que sempre tende a ajustar os contrários e a produzir a harmonia final. É devido a essa lei do desenvolvimento espiritual, substituindo o físico e o puramente intelectual, que a humanidade se libertará de seus falsos deuses e se redimirá". Em *Letters that have helped me* [Cartas que me ajudaram], W. Q. Judge diz, falando de livros que lhe foram úteis, especialmente o *Gita*, "Todos esses são impregnados com uma vida própria, que altera as vibrações. A vibração é a chave de tudo, os diferentes estados são apenas diferenças de vibração, e não reconhecemos os planos astrais ou outros planos porque estamos fora de sintonia com suas vibrações".

Em *A voz do silêncio* é dito: "Os discípulos podem ser comparados às cordas da vina[5] que ecoa nas almas; a humanidade, à sua caixa de ressonância; a mão que a vibra, à respiração melodiosa da grande Alma do Mundo. A corda que não vibra ao toque do Mestre em harmonia suave com todas as outras quebra-se e é deitada fora." Só há verdadeira harmonia quando cada um responde com todos como um só ao toque do Mestre, quando todos estão em sintonia.

Quão agradável é a sensação experimentada ao entrar em uma bela catedral gótica, onde a combinação perfeita de partes forma uma harmonia notável! Quem pensa nas massas de pedra escavadas nas pedreiras, nas árvores que crescem na floresta ou no metal extraído das minas no coração da Terra? Percebe-se apenas uma entidade vasta e perfeita que exala sua alma para o Infinito em nuvens de incenso e música; assim deve ser nossa Fraternidade Universal, cada um separadamente sendo insignificante em poder, mas unidos pelo Grande Construtor, formando uma força que nada pode resistir. Robert Browning representa o conhecimento místico expresso na música em seu maravilhoso poema "Abt Vogler", no qual o músico diz: "Através da música e de mim – a terra havia alcançado o céu, não havia mais perto ou longe". E ainda: "Portanto, a quem me dirijo senão ao nome inefável? Construtor e Criador de casas não feitas por mãos". No final do poema, há estas significativas palavras:

O que é o nosso fracasso aqui senão a
evidência de um triunfo pela plenitude
dos dias? Se murchamos ou agonizamos,
por que outra razão a pausa foi prolongada
senão para que daí saísse o canto?
Por que se apressaram as discórdias senão
para que a harmonia fosse valorizada?
A tristeza é difícil de suportar, e a dúvida
demora a desaparecer.
Cada sofredor expressa suas palavras,
sua trama para o bem e o mal; mas
Deus tem alguns de nós a quem
sussurra ao ouvido; os demais podem
raciocinar e dar as boas-vindas:
nós, os músicos, é que sabemos.

Como é necessário, então, que tenhamos harmonia em nosso coração, pois enquanto não sentirmos uma paz interior que nada pode perturbar, enquanto não tivermos aquele "olhar aquietado pelo poder da harmonia", como podemos esperar ajudar as pessoas ao nosso redor a vibrar em uníssono? Cuidemos para que nossas próprias discórdias não prejudiquem a harmonia e, assim, estraguem nossa visão de um futuro dourado. Concluirei com a seguinte bela passagem do *Journal of Amiel* [Diário de Amiel]: "Ó Platão! Ó Pitágoras! Há séculos vocês ouviram essas harmonias, surpreenderam esses momentos de êxtase interior, conheceram esses transportes divinos. Se a música nos leva ao céu, é porque a música é harmonia, harmonia é perfeição, perfeição é o nosso sonho, e o nosso sonho é o céu".

10

Paz

Adelaide A. Deen Hunt
Revista *Universal Brotherhood*, Nova York, 1898

O clamor que ouvimos é "Paz, paz, mas não há paz". Por que esse lamento vem das pessoas? De onde vem a inquietação, o antagonismo, o desejo de ferir? Vem do próprio ser humano. Ele criou as condições, é o único responsável por elas. Se ele compreendesse a si mesmo, se realmente desejasse a paz, então ela se tornaria um fato consumado. Muitos acreditam que isso deve acontecer, mas o fato de que o momento sagrado pode chegar rapidamente está inteiramente dentro do próprio ser humano. Nas profundezas do ser verdadeiro reside a paz perfeita, assim como nas profundezas de um oceano agitado pela tempestade tudo está calmo. Vemos a superfície, repleta de destroços de muitas embarcações aparentemente nobres, e recuamos diante dessa triste visão, sem perceber que a tempestade passará, as nuvens se afastarão e mostrarão o sol ainda brilhando, enquanto cada navio sólido e confiável chega a salvo no porto, e, durante tudo isso, as profundezas permaneceram intocadas.

O que o ser humano pensa, ele é – portanto, é evidente que os pensamentos da maior parte da humanidade nos dias de hoje não estão em harmonia com a lei que rege o Universo. Se estivessem, então, no lugar das condições atuais nas quais o ser humano guerreia contra seu próximo, torturando-o até que seu clamor suba aos céus em busca de ajuda, e as nações se armam para lutar pelo direito, a espada estaria embainhada e a paz reinaria por toda a terra.

Assim como acontece com as nações, também ocorre com as organizações e os indivíduos. Podemos considerar duas pessoas como representativas de mundos, nações, raças ou grupos menores diferentes, pois a analogia será válida. Uma é irascível, inquieta, agressiva, não vendo o bem em qualquer outra, preocupada apenas com a própria condição material, e qual é o resultado? Agitação febril, total desarmonia e completa impossibilidade de ver qualquer bem na outra; um julgamento distorcido, uma crítica intolerante, uma atitude invasiva, uma força perturbadora. A outra, tranquila, autocontrolada, dominando a natureza inferior pela Superior, desejando o bem de seu próximo, zelosa em todo trabalho útil, altruísta, desapaixonada, harmoniosa, carrega consigo, aonde quer que vá, uma força que acalma a tempestade, reprime a ira dos equivocados e obtém uma vitória moral sem recorrer a medidas bélicas.

Mas quantos realmente têm vestido esta armadura? Há aqueles que sabem que tal força seria invencível, que nada poderia resistir a ela, que o humano só precisa levar a paz em seu coração e o resultado está garantido. Não importa que conflitos ocorram no plano material. Essa é uma condição provocada pela autoilusão da pessoa, que cria e ofusca a si mesma, e enquanto ela se opuser à lei da Fraternidade, haverá guerras e rumores de guerras, até que perceba que está lutando contra uma força tão divina, tão poderosa que, se quiser se salvar, terá de depor as armas. Em algum lugar, ao enumerar certas condições, o Sr. Judge[1] diz: "Na guerra, a Paz". Esse aparente paradoxo permanece para os seres humanos resolverem, e a cada hora aquele que deseja sinceramente o bem-estar de seu irmão se aproxima de sua verdadeira solução. Perdoar um erro é compartilhá-lo, discutir sobre ele é desperdiçar energia, permanecer firme, em posição de batalha se necessário, é já ter conquistado a vitória. Se a humanidade, como regra, entendesse e aceitasse isso, não haveria necessidade de exércitos permanentes ou forças navais, nem de incitar as nações à intervenção armada: os tribunais poderiam ser fechados, as leis, como são agora, se tornariam letra morta e a paz reinaria em toda a Terra. Um sonho utópico, muitos dirão. Na condição atual das coisas, sim, mas a semente foi plantada e uma planta próspera já está crescendo rapidamente e deve frutificar até que o que hoje parece ser um sonho visionário para a humanidade se torne um fato realizado.

Sabemos que para alguns já brilha a luz dourada, "a luz que nunca brilhou na terra ou no mar", enquanto para outros apenas um brilho ocasional pode ser concedido, mas isso enche a alma de profunda alegria, com força e firmeza e, ainda assim com humildade.

Tal paz, tal alegria estão ao alcance de todos aqueles que sincera e altruisticamente desejam alcançá-la, e parece que o passo inicial para isso é aceitar as próprias condições, sejam elas quais forem. A maioria das pessoas está ansiosa demais para fazer e não suficientemente ansiosa para ser. "Por que não estamos fazendo algo?" É uma pergunta frequentemente ouvida nos dias de hoje. A culpa é do próprio ser humano se ele não está fazendo algo a cada hora, a cada momento de sua vida. Ele, em conjunto, aprendeu a paciência, o autocontrole, o silêncio – ele alcançou a paz? Se não, então ele tem muito a fazer, mesmo que aparentemente não lhe tenha sido atribuída nenhuma tarefa especial para ajudar a humanidade. Nenhum exército foi formado sem que soldados e oficiais precisassem ser treinados antes de estarem prontos para entrar em campo contra uma força adversária. Ninguém pode dizer exatamente o que é esse treinamento, quando começa ou como é realizado, mas o que é verdadeiro no plano físico é igualmente verdadeiro em outros planos de existência. O treinamento neste último caso ainda difere em natureza, mas é ainda mais necessário. Não se trata tanto do que o ser humano faz, mas sim do que é. Quando ele tem certo controle sobre si mesmo, quando capta um brilho refletido daquela paz que excede todo o entendimento, quando aprende a obedecer à Lei, pois ninguém está apto para comandar até que tenha aprendido a obedecer, então ele realmente se tornará um átomo útil daquela força benéfica que levará ajuda e esperança à humanidade sofredora. Cumprir o dever do momento, por menor, trivial ou insignificante que pareça, e *esperar* deve revelar-se uma disciplina muito eficaz e conduzir ao único caminho para a paz e, portanto, para a maior utilidade.

Se a verdade, a luz e a libertação quiserem alcançar a humanidade, a atitude mental de toda a humanidade deve ser mudada, e isso só pode ser feito por cada indivíduo atingindo a atitude correta. Como centros de força, é necessário que todos tenham certeza de que a força é altruísta, benéfica e corretamente direcionada. Quantos têm essa certeza sem sombra de dúvida? Surge uma certeza que não admite dúvidas, nem argumentos, mas é uma verdade absoluta para quem tem o poder de percebê-la, e esse é um ponto que todos precisam atingir, especialmente aqueles tão favorecidos por estarem alistados sob a bandeira da Fraternidade Universal. Quando essa hora chegar e aqueles alistados agirem como uma unidade, a oposição e o antagonismo deverão cessar.

Nenhum grande movimento benéfico para o mundo foi posto em marcha sem que as forças do mal fossem despertadas, e o que deveria ser uma harmonia perfeita, por essa causa, torna-se dividido em discórdia por um tempo, mas no final a expressão e a ação harmoniosas devem prevalecer.

Ninguém gosta de discórdia, mas nos permitimos entrar em tais condições até que a verdadeira vibração se perca e até nos esquecermos de que ela existe. Continuamos a usar esse instrumento, totalmente desafinado, aumentando o clamor até que o barulho pareça não conter nenhuma nota de doçura, mas as notas estão todas lá, todas são uma só, o som é sempre o mesmo, mas as teclas estão sendo tocadas com acordes falsos – há algo errado com o artista. Ele leva a si mesmo e a seu público a um frenesi sem que nenhum deles perceba. Em meio a isso, deixe uma nota forte e pura soar, deixe acordes completos de perfeita doçura e força se contraporem a isso – por um tempo, a discórdia pode parecer prevalecer; mas, pouco a pouco, a harmonia se tornará dominante e, sobre a multidão inquieta, fervilhante e infeliz, a paz cairá com toda a sua tranquilidade, se eles estiverem honestamente em busca dela. Quem quer a Verdade encontra a Verdade; aquele que anseia pelo Supremo encontra-o. Isso, é verdadeiro para o indivíduo, para a família, para o grupo, deve ser verdadeiro para a nação. Resta apenas àqueles que têm essas questões no coração, que desejam ver a paz prevalecer, preparar-se para se tornarem notas puras e verdadeiras naquele grandioso acorde que despertará um eco responsivo no coração de todos os povos, de todas as nações. É a música que deve vir do coração para alcançar o coração. Sua ação se dá nos planos interiores. Músicos e poetas encontraram e deram o tom ou a palavra para mover e elevar as pessoas. Agora, nesse ciclo de ouro que se abre, é dado àqueles que podem não ser nem músicos nem poetas fazer o mesmo, mas há muito a ser feito para realizá-lo. No fundo, em sua própria natureza, na qual se reflete a natureza de todo outro ser humano, as pessoas devem mergulhar, e ali, pelo esforço incessante, pela vigilância constante, pelo esforço sincero, devem superar até que a verdadeira nota seja tocada, a harmonia seja aperfeiçoada e a paz não seja perturbada por qualquer clamor externo. Então poderão esperar ajudar eficientemente na grande obra da Fraternidade Universal, da Paz para todas e todos.

"Buscai primeiro o reino dos céus, e todas as coisas vos serão acrescentadas"[2] e "o reino dos céus está dentro de vós".[3] É o Lugar da Paz, a base sobre a qual devem ser construídas todas as ações que resultarão e serão úteis "para o Benefício do Povo da Terra e de todas as Criaturas".

11

A morte como uma experiência psíquica

Mabel Collins
Revista *The Occult Review*, Londres, 1905

Mesmo pelos estudantes de ocultismo, a morte é frequentemente vista como um evento físico. A pressão do pensamento materialista neste país é tão forte que mesmo os médiuns avançados são, até certo ponto, inconscientemente afetados por ela e sentem um certo pesar quando ouvem falar da morte de um amigo ou de uma pessoa que respeitam. Uma desculpa frequente para isso é que a pessoa que se foi fará muita falta e era tão necessária aqui. Nada mostra mais claramente do que isso como o cérebro humano estreita seu horizonte. Esse espírito amado ou útil é necessário em outro lugar, fora dessa morada temporária, e quanto mais amável e útil ele for, mais provável é que tenha sido promovido e, portanto, o evento é, em todos os aspectos, uma ocasião de regozijo.

"A morte", disse Andrew Jackson Davis, "ou a transição assim denominada, é de todas as coisas a mais admirável, e sua perspectiva é a primeira coisa a ser valorizada e apreciada." Ele percebeu muito claramente que o abandono do corpo, que é a circunstância habitualmente lamentada, é apenas um aspecto do evento. A falecida imperatriz da Áustria, que encontrou a morte de maneira tão trágica, percebeu, muito antes de sua hora chegar, que o abandono do corpo não é apenas um detalhe, mas algo que pode ser bastante dissociado do próprio evento em si. Ela viu claramente que a morte é uma experiência psíquica. Em suas palavras: "Há na vida, para cada um de nós, um momento em que se morre interiormente, e não é necessário que isso seja adiado até a morte do corpo". George Macdonald, que recentemente passou por essa admirável experiência psíquica, escreveu as linhas:

> Melhor é a morte quando o trabalho
> está feito do que o nascimento mais
> privilegiado na terra.

Ele esperava ansiosamente por encontros agradáveis do outro lado da sepultura, pois acreditava na imortalidade, não apenas dos seres humanos, mas também dos animais, e era amado por muitos de ambas as ordens de seres. O espírita comum de todos os países reconhece com prazer a probabilidade de tais encontros após a morte e anseia pela libertação das limitações do corpo. Todas as religiões ensinam seus seguidores a esperarem por um determinado céu, que faz parte de seu conceito particular. Mas o antigo ensinamento que chegou até nós através do Egito contém mais do que isso; indica que se espera que o espírito de uma pessoa dê um passo difícil para cima no curso dessa experiência psíquica que chamamos de morte, e que muita ajuda deve ser dada a ela do alto e de baixo. Para os egípcios, um ritual complexo repleto de profundo significado oculto era um método reconhecido pelo qual se esperava que o espírito encontrasse ajuda para trilhar o difícil caminho ascendente desta vida para uma vida melhor em outro lugar; depois da morte física, ele deve receber toda assistência para dar o grande passo que foi objeto da mudança psíquica. Meios tão complicados são desconhecidos do ocidental moderno, e a ideia de um grande esforço a ser feito pelo espírito imediatamente após a morte do corpo não é familiar. Mas que tal esforço seja esperado e indicado aos moribundos por presenças invisíveis que os cercam, fica claro pelas ocorrências em alguns leitos de morte. A senhorita Frances Power Cobbe[1] disse-me certa vez acreditar que muito poderia ser aprendido com uma coletânea de histórias recolhidas no leito de morte, nas quais as palavras reais do espírito que partiu fossem cuidadosamente registradas. Uma coletânea como essa não pode ser feita nem mesmo pelo trabalhador mais meticuloso em um país onde os médicos dominam o leito de morte e fazem suas leis para acomodarem o corpo moribundo em vez de o espírito vivo. Se um moribundo fala de grandes solenidades e tenta descrever as coisas maravilhosas que percebe, o médico simplesmente diz: "Ele está divagando, está delirando". Eu mesma já estive presente em um leito de morte quando o médico, ao ouvir o paciente falar de uma verdade solene ouvida por ele com frequência na igreja, que podia ser vista da janela, disse: "Isso é delírio". A medicina se recusa a encarar a morte como uma experiência psíquica, e isso é muito natural, pois ela existe apenas para tratar do corpo. Isso evidencia que ela considera as últimas horas do corpo como totalmente sem importância, fazendo experimentos em pacientes que certamente morrerão e, assim, perturbando o tempo que deveria ser dedicado ao trabalho mais importante desta vida, o de passar dessas condições para outras. Se a morte fosse realmente considerada como o momento supremo da vida, e os observadores dessem todo o valor a cada palavra proferida por quem está partindo, poderíamos saber muito mais sobre a natureza do evento como uma experiência psíquica. Há poucas dúvidas de que muita ajuda seja dada até mesmo aos mais simples e despreparados, e que aqueles que eles amam e que os precederam no caminho são muitas vezes os que vêm para dar essa ajuda, conforme descrito no *Somnium Mysticii*, de Buchanan.[2] A profunda tristeza deste poema surge na sua história algum tempo depois de o espírito ter deixado o corpo no leito de morte. A princípio, ele se anima e se alegra com a presença de um irmão há muito perdido, que o conduz e orienta no difícil caminho. Mas deve acontecer uma pausa – momento em que o espírito recém-chegado à vida espiritual precisa permanecer sozinho para aprender o abecedário que ainda não domina. Se fosse o espírito de um antigo egípcio, possivelmente essa pausa, essa nova separação e a longa solidão subsequente não teriam sido necessárias, pois o ensinamento teria sido transmitido por meios profundos e bem preparados. O amor é a grande alavanca que eleva o ignorante, e aqueles que estudaram os leitos de morte de simples camponeses, creio eu, descobriram que duas coisas sempre ocorrem – uma, que o espírito que parte sabe que tem de se elevar, subir, e encara isso como uma dificuldade; a outra, que aqueles de sua própria família, ou entre seus amigos mais amados que faleceram antes deles, vêm para ajudá-los a fazer esse esforço de subida. Certa vez, eu estava presente no leito de morte de uma idosa muito pobre que vivia na periferia de uma cidade do norte do país. Há cinquenta anos que ela vivia no mesmo ambiente triste e indigno, e a sua vida tinha sido esplêndida, de devoção, abnegação e retidão. Estava completamente cega, com catarata em ambos os olhos, por um tempo considerável antes de sua morte. Quando o fim estava próximo, fiquei surpresa ao vê-la mover suas órbitas cegas para cima, em direção ao teto, e depois para baixo, em direção à cama, repetidamente, como se estivesse observando objetos que desciam do alto. Isso continuou por algum tempo. Por fim, ela murmurou o nome de duas de suas filhas que haviam morrido vinte anos antes, e disse: "Elas estão jogando flores para mim – flores lindas, lindas – e dizem: 'Não demore, mãe – te ajudaremos a subir'". Essa senhora estava sendo atendida pela paróquia e, portanto, não havia nenhum médico para dizer: "Ela está delirando" – o atarefado médico da paróquia não tinha tempo para ficar ali e ouvir suas palavras. Outro leito em que a ajuda invisível me foi descrita pela pessoa que estava morrendo era o de um jovem e simples marinheiro que tinha certo medo da morte, como se fosse algo grave e inesperado. Ele não esperava morrer tão jovem, e quando o médico lhe disse que seu fim estava próximo, ele soltou um grito terrível de desespero. Mas aquela primeira aflição passou, e ele me disse que, embora estivesse desapontado por ter que partir antes de realmente começar a viver, ainda assim não se importava muito – apenas estava um pouco assustado, porque nem sempre isso tinha sido bom. Parecia não saber o que faria quando deixasse seu corpo, mas bem no final sussurrou com dificuldade: "Está tudo bem – eu consigo subir – eles estão descendo uma corda para mim, eu consigo subir por ela. Essa ideia de ir para o alto havia surgido em sua própria mente; ninguém havia dito nada a respeito. Ele fazia parte de uma família que era declaradamente laica, da qual nenhum membro ia à igreja ou à capela. Mas o amor e a morte operaram seus milagres ali também, assim como com aqueles que têm a assistência de um clérigo ou padre. A morte se mostrou a eles não como o fim da vida e da consciência, mas como uma passagem de um estado de vida para outro. Estive com a mãe desse rapaz pouco antes da morte dela e lhe perguntei se ela estava feliz em ir até ele e suas duas irmãs que haviam morrido antes dele, pois eu sabia o quanto a mãe os amava. Havia dois filhos adultos, solteiros, morando com ela e que cuidavam muito dela.

Ela hesitou antes de me responder, e então disse: "Não sei, eles me querem aqui e me querem lá..."

Perguntei-lhe se ela estava consciente dos filhos que haviam partido antes dela. "Ah sim!", ela afirmou, "eu os vejo e ouço tão claramente quanto os outros. Estão todos comigo." Ela morreu poucas horas depois disso, mas eu não estava presente nesse momento final, então não sei se ela falou a respeito de ter ajuda para subir. Alguns espíritos puros e altamente desenvolvidos parecem ser levados para cima de uma maneira tão inexplicável e bela quando são libertados do corpo físico, que não percebem nenhum esforço, apenas uma admirável elevação. Nesses casos, os clarividentes tiveram visões estranhamente belas e significativas; como aconteceu com Frances Willard, cujas últimas palavras foram: "Como é lindo estar com Deus!" E que foi vista por clarividentes sendo levada rapidamente para cima, para longe dos olhos por um grupo de anjos alados. Esses anjos, que aguardam a passagem dos espíritos purificados e os levam pela primeira parte do caminho que os espera, são vistos com frequência por clarividentes.

Considerar a morte como uma experiência psíquica é um grande consolo para aqueles que estão testemunhando, ou testemunharam, a morte de alguém que amam quando o corpo sofre em suplício. Parece mais do que provável que o espírito esteja engajado em sua experiência espiritual muito antes de o corpo deixar de emitir os gemidos de dor que apertam o coração de quem o observa. Nos longos períodos de inconsciência, ele pode estar longe, saboreando o prazer dessa liberdade que logo será completamente alcançada. Uma grande e terrível solidão geralmente se abate sobre quem observa quando a pessoa que está morrendo cai em um sono profundo ou está sob a influência de um opiáceo; é como se o espírito tivesse subido em asas brancas ou em escadas douradas e não quisesse voltar. Mais uma vez, os olhos se abrem com consciência e um olhar de amor, mas apenas por um momento ou curto período. A separação já ocorreu. Uma mulher em seu leito de morte disse algo curioso. Ela estava inconsciente há algum tempo, e seu marido a trouxe de volta à vida por meio de um forte restaurador. Ela olhou para ele com reprovação e disse: "Por que você me trouxe de volta? Há uma colina tão íngreme para subir e já estava quase chegando ao topo quando você me trouxe de volta". Ela logo ficou inconsciente de novo, e ele se ajoelhou ao lado dela e deixou seu espírito ascender sem impedimentos.

Sem dúvida, para o ocultista, o discípulo, o momento da morte, ou desligamento dos interesses de uma encarnação, ocorre sem relação com a morte do corpo, como percebia a Imperatriz da Áustria. A elevação espiritual ocorre, às vezes, alguns anos antes do fim da vida, e outros se dão conta do que parece ser uma mudança total de caráter naquele que está morrendo. Então, quando a vida física cessa, tudo acontece de maneira muito simples e sem esforço, como aconteceu com Moody[3] (o da conceituada dupla "Moody and Sankey"),[4] que, saindo de um estado de inconsciência pouco antes de sua morte, disse: "Se isso é a morte, não há vale. É glorioso. A Terra está se afastando, o Céu está se aproximando". Moody era um grande amigo de Henry Drummond, cujo falecimento foi de caráter semelhante. W. Robertson Nicoll disse sobre sua morte, "Parecia que seus sofrimentos revelavam e liberavam as forças de sua alma. Aqueles que o viram em sua doença[5] observaram que, à medida que a vida física se extinguia, a energia espiritual crescia". Sem dúvida, o momento da decisão psíquica, quando o espírito decidiu deixar esta morada da vida, ocorreu no início de sua doença, talvez até mesmo antes, e o que os observadores viram foi simplesmente o espírito se libertando do impedimento de um invólucro que desejava deixar de lado. Como isso deve parecer maravilhoso para o observador do outro lado que vê com a visão espiritual! É admirável para os olhos mortais observarem a abertura de uma flor terrena; que espetáculo deve ser o desdobramento de uma forma espiritual ao escapar de seu invólucro.

É notável o número de grandes homens e mulheres, cujas palavras foram notadas e preservadas por seus amigos, que aguardaram a morte com grande interesse e um grande anseio pela ocorrência desse evento psíquico supremo. O príncipe de Bismarck[6] disse algum tempo antes de seu fim: "Meu único dia feliz será aquele em que eu morrer"; e ele, o Chanceler de Ferro, cujos sofrimentos no final de sua vida tinham o caráter da violência e ferocidade trágica próprias à sua carreira, faleceu com toda a suavidade de alguém prestes a renascer. Ele acordou de um sono tranquilo em que havia caído e encontrou sua filha sentada ao lado da cama, enxugando sua testa, e quando ele disse "Eu te agradeço, minha filha", desmaiou e nunca mais recuperou a consciência deste lado do véu que envolve a misteriosa transição. O caráter colossal de Gladstone[7] também exibiu essa maravilhosa gentileza e paz no final de sua vida. Ele considerava a morte que se aproximava como a troca de uma roupa usada e falou sobre a "feliz troca de roupa" em uma carta ao Dr. Guiness Rogers. Um clarividente havia predito, muito antes de sua doença fatal se manifestar, que ele morreria em uma cadeira de fogo; o fogo veio – ele mesmo falava com frequência da dor intensa que teve de suportar como "a fornalha ardente". Mas uma grande calma, a paz que se segue à tempestade, o envolveu antes que a mudança real de vestimentas ocorresse, e ele se considerava "morto" no que dizia respeito a este mundo muito antes que o evento físico ocorresse. Quando George Russell saiu do leito de morte, disse que se sentiu como se tivesse visto um vislumbre do Paraíso através dos portões entreabertos. Tanto Bismarck quanto Gladstone tinham uma amizade intensa com os animais e, no caso de Gladstone, sabe-se que o mais íntimo de seus amigos entre os animais desistiu da vida por causa da separação dele. Little Petry era um cão preto da Pomerânia que, por nove anos, fora seu amigo e companheiro constante e fiel. Ele era um dos seres mais felizes, sempre alegre e com uma saúde e um ânimo vigorosos. Essa alegria natural, característica de alguns cães, é frequentemente uma fonte de grande prazer e consolo para aqueles que se afeiçoam a eles. Little Petry era alegre até o momento em que seu amado dono morreu, e então seu espírito alegre e feliz o deixou completamente. Ele foi com os Drew para Buckley Vicarage, perto de Hawarden, e sempre corria de volta para sua antiga casa, não queria ser consolado, e por fim se recusou a comer até que morreu. Deveria ele acompanhar a pessoa que tanto amava no grande momento? Sua pequena presença amorosa ainda seria um consolo para o espírito que partia? A imortalidade dos animais nunca pode ser questionada por um vidente ou clarividente, e há cenas no leito de morte que confirmam esse indício. Eu mesmo testemunhei o intenso contentamento de uma pessoa que estava morrendo com a presença de um cãozinho que havia morrido há dez anos. Não havia nenhuma ilusão de que estivesse vivo neste mundo. Minha amiga estava deitada muito quieta, aparentemente inconsciente, quando, de repente, tentou em vão se levantar, e uma expressão de grande prazer surgiu em seu rosto.

"Ah! Aí está o meu pequeno tão querido..." ela disse. "Dois lindos anjos o trouxeram até mim." Então, ela se dirigiu a esses visitantes e pediu que colocassem o cachorro ao seu alcance, pois ela não conseguia se mover. Foi maravilhoso vê-la levantar as mãos quase sem vida para acariciar a criatura invisível. Não pude ver o pequeno espírito amoroso cuja vinda lhe deu tanta alegria, mas tais ações tornaram sua presença real para mim. Por alguns momentos, ela o segurou com uma das mãos, e a outra se moveu para frente e para trás como se estivesse acariciando a cabeça de um cachorro; e então ela disse: "Eles o estão levando embora", e caiu para trás exausta, mas parecendo feliz. "Estou contente por tê-lo comigo de novo", ouvi-a murmurar debilmente.

A amizade com um cachorro teve um final trágico tempos atrás, no caso de uma viúva que já havia sido rica e muito caridosa, e que ficou tão pobre a ponto de precisar da ajuda da paróquia para sobreviver. Seu único amigo dedicado era um cão e, por mantê-lo a ajuda da paróquia foi interrompida. Ao ficar bem doente, ela não quis ir para a enfermaria porque sabia que seu cachorro seria levado. Quando ela morreu, o cão escondeu a cabeça em algumas de suas roupas, recusou todo alimento, e logo a seguiu.

"Sinto-me como se voltasse a ser eu mesmo", disse Walter Scott quando estava morrendo. As últimas palavras de Robert Browning foram: "Nunca digam de mim que estou morto". Ele já havia percebido há muito tempo que a morte é um grande evento psíquico e, na cena da morte de Paracelso,[8] havia tocado na maravilhosa companhia que vem de ambos os lados do véu para aqueles que estão partindo. Nada poderia ser mais belo ou mais completo do que a imagem de Paracelso em seu derradeiro momento segurando a mão de um amigo que está sentado ao lado de seu leito de morte, enquanto se agarra à mão do outro, aquele desencarnado, que está de pé aguardando a ascensão de seu espírito.

A aparição da figura de Cristo junto ao leito de morte parece ser mais frequente para os completamente desamparados, que não têm ninguém ligado a eles por laços de amor à sua espera do outro lado do véu. Como exemplo do que quero dizer, vou mencionar o caso de Hannah, filha de um fazendeiro de Lancashire. Ela era o que se chama de "inocente" e frequentemente "possuída".

Um aspecto de sua natureza era o de uma menina doce, gentil e terna, amada por todos. Na outra condição ela era um ser intimidante, e seus delírios eram terríveis. Sua família não gostava nem mesmo que o clérigo, que conhecia todas as circunstâncias, a visse nessa condição; eles se envergonhavam de sua voz alterada e da linguagem assustadora que ela usava. Seu irmão cresceu como um homem inteligente e se tornou professor. Foi na véspera do casamento dele que, de manhã cedo, Hannah disse à mãe: "Tive um sonho tão lindo ontem à noite; vi um lindo jardim, mais lindo do que qualquer outro que já vi, e Jesus Cristo estava do outro lado do portão desse jardim, e Ele vai abrir o portão para mim".

Sua mãe respondeu: "Não fale sobre sonhos, ajude-me a preparar o café da manhã do seu pai; este é um dia agitado". Ela fez o que lhe foi pedido, e quando o pai chegou, ela tentou novamente ter uma chance de descrever o que tinha visto. "Bobagem!", disse a mãe, "seu pai não tem tempo para se preocupar com sonhos." Assim, ela nunca teve permissão para descrever tudo o que tinha visto; mas o portão foi aberto para ela. Na manhã seguinte, eles a encontraram morta em sua cama, parecendo muito doce e feliz.

Um menino, filho de operários bem pobres da fábrica de Lancashire, machucou as costas e sofreu uma queda. Uma noite, quando sua mãe estava trabalhando em seu quarto, ele disse de repente: "Não continue com seu trabalho. Você não vê o Senhor Jesus ali em pé?". "Não", respondeu ela. "Ah, mas Ele está", disse o menino com convicção, "e Ele tem um cinto com letras brilhantes nele. As letras são L, U, Z.⁹ Você não ouve a música, mãe?"

"Não", ela respondeu.

"Então devem ser os anjos da luz cantando para dar as boas-vindas ao peregrino da noite",¹⁰ ele exclamou e, quase imediatamente depois, morreu. O que ele disse revelava a lembrança de um hino favorito; mas também mostrava que ele havia entendido o significado das palavras daquele hino, que a companhia e a ajuda de que precisava foram oferecidas a ele.

Em outro caso que chegou ao meu conhecimento, a morte de duas pessoas, marido e mulher, ilustra muito claramente o que estou tentando demonstrar. O marido era um homem simples, contador em um moinho, sem nenhuma educação além da necessária para esse tipo de trabalho. É certo que ele nunca tinha ouvido falar, por exemplo, do Santo Graal. Ele e sua esposa eram pessoas bondosas, simples e religiosas, que criaram uma família numerosa de forma tão consciente que todos os membros dela se saíram bem. A esposa, no fim da vida, cheia de esperança e ansiosa, falou muito a uma de suas filhas sobre o que estava vivenciando e esperando. Então ela se calou, e a filha finalmente disse: "Mãe, você me conhece?"

"Sim", respondeu ela, "mas não fale mais nada. O Senhor Jesus está aqui." Ela morreu em poucos minutos.

Seu marido viveu alguns anos depois dela e sentiu muito sua falta. Quando deitado em seu leito de morte, ele disse à filha que estava com ele: "Eu vejo coisas tão bonitas".

"O que são, pai?", ela perguntou.

"Eu não sei", respondeu ele; "são mais bonitas do que tudo que eu já vi antes, mas não consigo descrevê-las." "Ah, tente me dizer como elas são", ela suplicou. "Há uma bela luz", disse ele, "e no meio dela algo mais parecido com o cálice do Sacramento do que qualquer outra coisa – mas, muito mais grandioso – mais brilhante e belo; agora mesmo estava tão perto, bem no meu leito."

Quando estava prestes a morrer, ele disse: "Fanny, vejo um pequeno portão branco, e sua mãe está do outro lado dele, porém não posso abrir e passar, mas muito em breve poderei". Todos nós temos uma dívida de gratidão para com essa jovem, que desejava saber o que seu pai via e lembrava-se de tudo o que ele havia dito.

Lembro-me bem do caso de uma moça que, quando estava morrendo, teve uma visão tão encantadora que desejava contar o que era e descrevê-la aos que estavam ao redor de sua cama, mas não permitiam que ela o fizesse porque estava muito fraca. Ela se esforçou ao máximo para que a ouvissem, mas não conseguiu. "Ah, mas eu gostaria de lhes contar", disse ela, e morreu ao dizer isso. Não foi essa uma oportunidade desperdiçada? Não posso perdoar aqueles que a rodeavam por privarem a si mesmos e aos outros de tal conhecimento.

Raramente são os moribundos que temem a morte; só ouvi falar de um ou dois casos em que esse medo existiu até o final e, em cada caso, foi o encerramento de uma vida ruim e egoísta que persistiu até o fim. Mesmo naqueles que sempre temeram a morte, o medo desaparece antes que o evento ocorra, pois, o espírito em desenvolvimento, à medida que se aproxima da liberdade, sem dúvida vence a timidez física. Não são os moribundos que temem a morte, mas aqueles que os cercam; não é culpa dos que estão para morrer o fato de não termos mais informações sobre a passagem de uma vida para outra, mas sim culpa daqueles que os cercam, que se recusam a ouvir as preciosas palavras, ou impõem silêncio, ou consideram o que é dito como delírio. Com aqueles que sabem que a morte está se aproximando, algum tempo antes do fim, uma condição de grande paz e esperança geralmente se instala, e perfuram os corações das pessoas ao seu redor falando com satisfação sobre a mudança que está prestes a ocorrer. Isso é considerado equivocadamente como um estado de resignação, uma condição de mera obediência. É, de fato, o resultado do início da mudança psíquica, aquela mudança interior da qual a Imperatriz da Áustria falou e que, às vezes, é o prenúncio de uma morte violenta ou da chamada morte súbita. Certamente, isso não ocorre apenas quando a morte é provocada por uma doença e, portanto, não é resultado de uma enfermidade do corpo, embora em alguns casos coincida com a falta de saúde.

Alexander Ireland foi ver Robert Chambers, o brilhante autor de *Vestiges of the Natural History of Creation* [Vestígios da história natural da criação], algum tempo antes de sua morte, e disse: "Foi comovente testemunhar a perfeita serenidade, quase posso dizer alegria, com a qual ele encarava sua força diminuída e a aproximação do fim inevitável. Ele falou sobre a nuvem da vida na qual todos nós parecíamos estar nos movendo agora, e sobre a esperança do surgimento final da plena luz sobre as sombras e obscuridades".

Através do portal da morte, todos nós emergimos das sombras, e somente por ele podemos alcançar a liberdade. É o maior evento psíquico que conhecemos, a coroa e o apogeu desta vida temporária.

Notas

Ocultismo

1. Seção da revista *Lucifer* que respondia às perguntas dos leitores.

2. Tsongkhapa (1357-1419) foi um famoso reformador tibetano do século XIV, que introduziu um budismo purificado em seu país. Ele é considerado um avatar de Buda e é o fundador da escola Gelukpa do budismo tibetano em contraposição à antiga escola Kadampa, fundada por Atisha no século XI.

3. *Arhat* é um termo sânscrito que literalmente significa "merecedores de honras divinas". Esse foi o nome dado inicialmente aos homens santos jainistas e, posteriormente, aos budistas iniciados nos mistérios esotéricos. O *Arhat* é aquele que entrou no melhor e mais elevado caminho e, portanto, está emancipado do renascimento.

4. *The Path* foi uma revista mensal dedicada à Irmandade da Humanidade, à teosofia e ao estudo das ciências ocultas, publicada nos Estados Unidos de 1886 a 1896.

Ocultismo versus artes ocultas

1. Esta fala está na peça *Comus* – A Masque Presented at Ludlow Castle [Comus – Uma máscara

apresentada no castelo de Ludlow], obra do poeta inglês John Milton (1608-1674) escrita em 1634 para uma mascarada (gênero de entretenimento da corte, que envolve canto, dança, músicas e o uso de fantasias), sendo apresentada no Castelo de Ludlow em 29 de setembro daquele mesmo ano. A trama trata de dois irmãos e uma irmã, chamada simplesmente de "a senhora", perdidos em uma viagem pela floresta. A senhora fica cansada e os irmãos se afastam em busca de sustento.

2. *Zanoni* foi publicado em 1842 e é o título do mais famoso romance ocultista do escritor inglês Edward Bulwer-Lytton (1803-1873).

3. Roger Bacon (*c*.1220-*c*.1292) foi um filósofo inglês da Idade Média e frade franciscano. Como alquimista, acreditava firmemente na existência da Pedra Filosofal, sendo um grande químico, físico e astrólogo. Em seu tratado *Admirável Força da Arte e da Natureza*, dá dicas sobre a pólvora e prevê o uso do vapor como força propulsora, descrevendo, além da prensa hidráulica, o sino de mergulho e o caleidoscópio.

4. Conde de St. Germain (*c*.1712-1784) foi um aventureiro europeu que alcançou destaque na alta sociedade europeia em meados do século XVIII devido ao seu interesse e realizações na ciência, na alquimia, na filosofia e nas artes.

5. Personagem do livro *Uma estranha estória*, de Edward Bulwer-Lytton, publicado em 1862. Margrave tem similaridade com o *Fausto*, de Goethe, na busca pela imortalidade.

6. A Bruxa de Endor é uma personagem bíblica do Antigo Testamento, figurando principalmente no Primeiro Livro de Samuel. Trata-se de uma necromante em Endor que aconselha ao rei Saul antes de este batalhar contra os filisteus.

7. Obra de Mabel Collins publicada pela Ajna Editora em 2024.

8. *Dugpas*, literalmente, "bonés vermelhos", uma seita tibetana. Antes do advento de Tsongkhapa, no século XIV, os tibetanos, cujo budismo se deteriorara e fora terrivelmente adulterado com os princípios da antiga religião Bhon, eram todos *dugpas*. A partir desse século, porém, e depois das leis rígidas impostas aos *gelugpas* (bonés amarelos) e da reforma e purificação geral do budismo (ou lamaísmo), os *dugpas* entregaram-se mais do que nunca à feitiçaria e à imoralidade. In: Blavatsky, H. P. *The Theosophical Glossary*, Londres, 1892

9. A expressão "Charcot-Richet" refere-se a dois eminentes cientistas franceses do século XIX e início do século XX: Jean-Martin Charcot, que foi mentor de Sigmund Freud, e Charles Richet.

10. Contam-se muitas lendas sobre a coragem dos espartanos. A ética espartana é ilustrada pela fábula do menino e da raposa. Um jovem espartano escondeu uma raposa roubada sob sua *chlamys*, uma túnica de lã usada como uniforme pelos rapazes na Grécia antiga. A filosofia espartana encorajava o roubo, por isso deixaria o indivíduo esperto. O crime era ser apanhado. Quando desconfiaram do garoto, em vez de confessar que havia roubado a raposa, ele manteve o rosto inalterado, enquanto o animal lhe rasgava o corpo, escondido sob sua *chlamys*, até feri-lo mortalmente. O jovem tornou-se um herói espartano; sua coragem, um exemplo. (LLYWELYN, Morgan. Xerxes. São Paulo: Nova Cultural, 1988. p. 53.)

11. Termo grego que significa "corpo luminoso" (de *auge* "luz brilhante", "esplendor" e *eidos* "forma", "formato") usado pelos neoplatônicos e mais tarde por Bulwer-Lytton no livro *Zanoni*.

12. No original *Dead Sea fruit*, expressão que significa algo que parece bonito ou cheio de promessas, mas, na realidade, nada mais é do que ilusão e decepção.

13. Este trecho é do poema "The Course of Time" [O decorrer do tempo], do poeta escocês Robert Pollock (1798-1827).

14. Em referência à passagem de Mateus 7:14.

15. Trata-se do verso inicial do Canto III de *A Divina Comédia*, de Dante Alighieri. Virgílio e Dante chegam à entrada do Inferno, e Dante se assombra com a inscrição que lê sobre seu portal: "Vai-se por mim à cidade dolente, / Vai-se por mim à sempiterna dor, / Vai-se por mim entre a perdida gente". Adotou-se aqui a tradução de Italo Eugênio Mauro, da 1ª edição da obra mencionada acima, publicada pela Editora 34, São Paulo, 1988.

Ocultismo, semiocultismo e pseudo-ocultismo

1. Obra de H. P. Blavatsky publicada pela Ajna Editora em 2021.

2. O termo sânscrito *apsaras* se refere aos espíritos femininos das nuvens e das águas na mitologia hindu e budista. Elas figuram sobretudo na escultura, dança, literatura e pintura de muitas culturas do Sul e Sudeste Asiático. No ocultismo, elas dizem respeito a certas plantas aquáticas "produtoras de sono" e às forças inferiores da natureza.

Fogo divino

1. No hinduísmo, Brâman, a divindade absoluta, tradicionalmente se manifesta na terra através da trindade: Brâman como o deus criador; Vishnu, o preservador; e Shiva, o destruidor. Brâman

também se manifesta em outros deuses para ser mais cognoscível.

2. "Endymion" é um poema épico de John Keats (1795-1821) publicado pela primeira vez em 1818 por Taylor e Hessey da Fleet Street, em Londres. John Keats dedicou este poema ao falecido poeta Thomas Chatterton. Baseado no mito grego de Endymion, o pastor amado da deusa da lua, Selene, o poema desenvolve a história original e renomeia Selene como "Cynthia" (nome alternativo para Artemis). A tradução usada aqui é de Augusto de Campos. In: *Byron e Keats: Entreversos*. Campinas: Editora Unicamp, 2009.

3. "E com a roupa, por que andais preocupados? Observai os lírios do campo, como crescem, e não trabalham e nem fiam. E, no entanto, eu vos asseguro que nem Salomão, em toda sua glória, se vestiu como um deles." (Mateus 6: 28-29) Bíblia de Jerusalém. São Paulo: Paulus, 2002.

4. Respondeu-lhe Tomé: "Meu Senhor e meu Deus!" Jesus lhe disse: "Porque viste, creste. Felizes os que não viram e creram". (João 20:28-29) Bíblia de Jerusalém. São Paulo: Paulus, 2002.

5. Esta passagem está em I João 5:4. Bíblia de Jerusalém. São Paulo: Paulus, 2002.

6. "Por que reparas no cisco que está no olho do teu irmão, quando não percebes a trave que está no teu olho? Ou como poderás dizer ao teu irmão: 'Deixa-me tirar o cisco do teu olho', quando tu mesmo tens uma trave no teu? Hipócrita, tira primeiro a trave do teu olho, e então verás bem para tirar o cisco do olho do teu irmão." (Mateus 7: 3-5). Bíblia de Jerusalém, São Paulo, Paulus, 2002.

7. Em 1897, Katherine Tingley (1847-1929), sucessora de H. P. Blavatsky e William Quan Judge no comando da Sociedade Teosófica de Nova York, lançou a pedra angular da escola para o renascimento dos mistérios perdidos da antiguidade, em Point Loma, na Califórnia, Estados Unidos, que em 1900 seria a nova sede. A pedra angular estava no centro de uma praça cercada por cordas de cipreste, com um grande arco ao redor do qual estavam inscritas as palavras "Verdade, Luz, Libertação para a Humanidade", em letras grandes pintadas de roxo sobre um fundo dourado.

Magia

1. *Isis Unveiled*, vol. 1 página 244, edição em inglês, 1877, Estados Unidos.

2. O termo "numênico", segundo o *Dicionário eletrônico Houaiss da língua portuguesa*, se refere a "númeno", palavra criada pelo filósofo alemão E.

Kant (1724-1804) a partir do gerúndio *nooúmena* usada por Platão ao falar da ideia, propriamente 'aquilo que é pensado, pensamento'.

Luz astral

1. *Akasha* (termo sânscrito) se refere à essência espiritual sutil e suprassensível que permeia todo o espaço; a substância primordial erroneamente identificada com o éter. Mas é para o éter o que o espírito é para a matéria, ou Atmã para *Kamarupa*. É, de fato, o Espaço Universal no qual reside inerente a ideação eterna do Universo em seus aspectos sempre mutáveis nos planos da matéria e da objetividade, e de onde irradia o primeiro *logos*, ou pensamento expresso. Por isso, é afirmado nos *Puranas* que *Akasha* tem apenas um atributo, nomeadamente o som, pois o som é apenas o símbolo traduzido do *logos* – "fala" no seu sentido místico. In: Blavatsky, H. P. *The Theosophical Glossary*, Londres, 1892.

2. *Buddhi* ou *budhi* (termo sânscrito védico) significa a "faculdade intelectual" e o poder de "formar e reter conceitos, raciocinar, discernir, julgar, compreender e entender".

3. *Prakriti* (termo sânscrito) é a natureza em geral, a natureza em oposição ao *Purusha* – natureza espiritual e espírito, que juntos são os "dois aspectos

primordiais da Única Deidade. In: Blavatsky, H. P. *The Theosophical Glossary*, Londres, 1892.

4. Espectroscópio é um instrumento que permite visualizar a composição espectral (ou cromática) de um objeto luminoso. Um elemento dispersivo (prisma ou rede de difração) colocado no seu interior decompõe a luz que incide sobre a fenda de entrada, produzindo um espectro na região de saída.

5. Invenção de John E. Worrell Keely (1837-1898), que afirmou ser alimentado por "força etérica vibratória", ou energia cósmica. O motor foi desenvolvido a partir do que foi chamado de "Motor hidro-pneumático-pulsante-a vácuo". Keely fez demonstrações surpreendentes de força motora e outras invenções que supostamente usavam uma energia misteriosa semelhante, e convenceu muitos indivíduos de que suas descobertas eram genuínas. No entanto, houve evidências de fraude após sua morte.

6. Filósofos do fogo, nome dado aos hermetistas e alquimistas da Idade Média, assim como aos rosa-cruzes. Estes últimos, os sucessores dos teurgos, consideravam o fogo como o símbolo da divindade. Era a fonte, não apenas dos átomos materiais, mas também o recipiente das forças espirituais e psíquicas que os energizavam. Analisado em termos gerais, o fogo é um princípio triplo; esotericamente,

um setenário, como são todos os demais elementos. Tal como o homem é composto de espírito, alma, corpo e mais um aspecto quádruplo, assim é o fogo. Como nas obras de Robert Fludd, um dos famosos rosa-cruzes, o fogo contém (1) uma chama visível (corpo); (2) um fogo astral invisível (alma); e (3) espírito. Os quatro aspectos são o calor (vida), a luz (mente), a eletricidade (cármico, ou poderes moleculares) e a essência sintética, além do espírito, ou a causa radical de sua existência e manifestação. Para o hermetista ou rosa-cruz, quando a chama se extingue no plano objetivo, ela apenas passou do mundo visível para o invisível, do cognoscível para o incognoscível. In: Blavatsky, H. P. *The Theosophical Glossary*, Londres, 1892.

7. Abade Constant Fouard (1837-1903) foi um escritor eclesiástico francês.

8. Coronel Henry Steel Olcott (1832-1907) foi um escritor americano, erudito, teósofo, advogado, jornalista, cofundador e presidente da Sociedade Teosófica, conhecido como uma das primeiras personalidades proeminentes do Ocidente a converter-se formalmente ao budismo.

9. O "Om" ou "Aum" é o mantra mais importante do hinduísmo e de outras religiões. Diz-se que ele contém o conhecimento dos Vedas e é considerado o corpo sonoro do Absoluto, Shabda Brâman.

10. Ovo mundano, ou árvore, ou qualquer outro objeto simbólico nas mitologias mundiais. Meru é uma "montanha mundana"; a árvore Bodhi, ou *ficus* religiosa, é a árvore mundana dos budistas; assim como a *Yggdrasil* é a "árvore mundana" dos escandinavos ou nórdicos. In: Blavatsky, H. P. *The Theosophical Glossary*, Londres, 1892.

11. Hermann Ludwig Ferdinand von Helmholtz (1821-1894) foi um matemático, médico e físico alemão. Devotou sua vida à ciência, segundo a Enciclopédia Britânica de 1911. Foi considerado por ela um dos homens mais relevantes do século XIX. Em 1852, respondendo a um desafio feito por seu orientador Johannes Peter Müller, von Helmholtz propôs uma forma de medição da "velocidade do pensamento". Estimulando um nervo em pontos diferentes, mediu a diferença de tempo entre o estímulo e a contração do músculo ligado a ele. Essa medição foi de grande importância e contribuiu para aprofundar os estudos na área da bioeletricidade, pois pela primeira vez, um fenômeno imaterial e etéreo como uma transmissão nervosa – a qual antes era tratada como manifestação espiritual ou da alma – foi medido com precisão através da ajuda de instrumentos físicos.

12. Mesmerizador, ou magnetizador, deriva do nome de Franz Anton Mesmer (1734-1815), médico alemão

e fundador da teoria pseudocientífica do magnetismo animal, chamada mesmerismo.

13. Jules Denis du Potet Sennevoy (1796-1881), mais conhecido por Barão du Potet, filho de família nobre, foi um influente magnetizador francês. Notabilizou-se como fundador dos jornais *Le Propagateur du magnétisme animal* e *Journal du magnétisme*, este tornou-se o maior divulgador do tema magnetismo animal.

14. Segundo a teosofia, a evolução dos planetas ocorre de forma setenária arco descendente até o estágio máximo inferior para retomar um movimento ascendente e finalizar seu processo. A Terra estaria no quarto estágio, o mais inferior, para em seguida iniciar sua ascensão.

Filosofia do som

1. Poema intitulado "Abt Vogler", do poeta e dramaturgo inglês Robert Browning (1812-1889). Escrito em 1864, foi baseado em um personagem real, Georg Joseph Vogler, um músico e compositor inovador. No poema, Browning imagina Vogler envelhecido, doente e contemplando o valor e o propósito de sua vida.

2. Thomas Henry Huxley (1825-1895) foi um biólogo britânico. Defensor da teoria da evolução de

Charles Darwin. Foi um crítico das instituições religiosas, criando as palavras "agnóstico" e "agnosticismo" para descrever seu próprio ponto de vista.

3. *Puranas* (termo sânscrito) que significa "antigo" ou "histórias antigas". Os *Puranas* são uma coleção de textos sagrados hindus que contêm mitos, lendas e genealogias dos deuses, semideuses e heróis da mitologia hindu.

4. Megan [Margaret] Watts Hughes (1842-1907) foi uma cantora, compositora, cientista e filantropa galesa. Foi reconhecida como a primeira pessoa a experimentar e observar o fenômeno da visualização do som, usando um dispositivo que inventou, chamado "eidofone". O aparelho, ou instrumento, produzia padrões geométricos a partir da ressonância de sua voz.

5. Pele de carneiro ou de vitelo, mais lisa e fina que o pergaminho comum.

6. Esta organização do final do século XIX foi fundada por Frederick Kill Harford, em Londres, para aplicar a musicoterapia nos pacientes hospitalizados. Em 1891, um grupo de músicos liderado pelo cônego Frederick Kill Harford inaugurou a Guilda de Santa Cecília, para oferecer música ao vivo aos pacientes nos hospitais de Londres.

7. William George Armstrong (1810-1900), industrial britânico, inventor e cientista.

8. Röntgen, ou Roentgen, (símbolo R) é uma unidade de medida da radiação ionizante (como os raios X e raios gama), nomeada em homenagem ao físico alemão Wilhelm Conrad Röntgen (1845-1923).

9. William Crookes (1832-1919) foi um químico e físico britânico. Frequentou o Royal College of Chemistry em Londres, trabalhando com espectroscopia.

Felicidade

1. "Few Miles above Tintern Abbey" é um poema de William Wordsworth (1802-1850), poeta romântico inglês que, ao lado de Samuel Taylor Coleridge, ajudou a lançar o romantismo na literatura inglesa com a publicação conjunta, em 1798, das *Lyrical Ballads*. O poema descreve o retorno de um orador a um local específico ao longo das margens do rio Wye e sua compreensão da natureza. A tradução usada aqui é de José Lino Grünewald. In: *Grandes Poetas da Língua Inglesa do século XIX* [seleção, tradução e organização de José Lino Grünewald] Edição bilíngue. Rio de Janeiro: Editora Nova Fronteira, 1988.

2. Referência a Arthur Wing Pinero (1855-1934), ator, dramaturgo e diretor de teatro britânico.

3. Henry Drummond (1851-1897), evangelista, biólogo, escritor e conferencista escocês.

4. "Abou Ben Adhem" é um poema escrito em 1834 pelo crítico, ensaísta e poeta inglês Leigh Hunt (1784-1859). Trata-se de um xeique piedoso do Oriente Médio que descobre que o "amor de Deus" o abençoou.

5. Este poema do poeta e crítico britânico Matthew Arnold (1822-1888) aborda o conceito de autossuficiência, em contraposição ao cansaço e à dúvida do orador quanto à natureza independente das estrelas e do mar. O orador busca orientação desses corpos celestes, na esperança de encontrar consolo e força.

Harmonia

1. Palavras iniciais do poema "A song for St. Cecely's Day" [Ode à Santa Cecília], criado em 1687 pelo poeta, dramaturgo e crítico inglês John Dryden (1631-1700), que o escreveu para homenagear a padroeira dos músicos e cantores.

2. Poema escrito por John Dryden, em 1692, que descreve a festa que Alexandre, o Grande, celebrou quando da vitória sobre os persas (331 a.C.).

3. A citação está em uma coletânea de palestras intitulada "Heroes, Hero-Worship and the Heroic in History" [Heróis, culto ao herói e o heroico na História], de Thomas Carlyle (1795-1881),

proeminente escritor, historiador, ensaísta, tradutor e professor escocês.

4. Em Jó 38:7. Bíblia de Jerusalém. São Paulo: Paulus, 2002.

5. Vina é um instrumento de corda indiano parecido com o alaúde.

Paz

1. William Quan Judge (1851-1896) foi um dos fundadores da Sociedade Teosófica original.

2. Referência a Mateus 6:33, "Buscai, em primeiro lugar, seu reino e sua justiça, e todas essas coisas vos serão acrescentadas". Bíblia de Jerusalém. São Paulo: Paulus, 2002.

3. Lucas 17:20-21. A vinda do Reino de Deus: 20. Interrogado pelos fariseus sobre quando chegaria o Reino de Deus, responde-lhes: "A vinda do reino de Deus não é observável. 21. Não se poderá dizer: 'Ei-lo aqui! Ei-lo ali!', pois eis que o Reino de Deus está no meio de vós". Bíblia de Jerusalém. São Paulo: Paulus, 2002.

A morte como uma experiência psíquica

1. Frances Power Cobbe (1822-1904), escritora irlandesa, reformadora social, ativista antivivisseção e principal defensora do sufrágio feminino.

2. George Buchanan (1506-1582), humanista, educador e homem das letras escocês, crítico eloquente da corrupção e da ineficiência da Igreja e do Estado durante o período da Reforma na Escócia.

3. Dwight L. Moody (1837-1899), destacado evangelista americano que estabeleceu o padrão para o evangelismo nas grandes cidades.

4. Em 1870, Dwight L. Moody conheceu o compositor de hinos Ira D. Sankey, e com ele se tornou conhecido por contribuir para a difusão do "hino evangélico".

5. Henry Drummond (1851-1897), evangelista, biólogo, escritor e palestrante escocês. A sua saúde piorou em 1894, pois sofria de câncer ósseo há alguns anos.

6. Otto Eduard Leopold von Bismarck-Schönhausen, Príncipe de Bismarck, Duque de Lauenburg (1815-1898) foi um nobre, diplomata e político prussiano e uma personalidade internacional de destaque do século XIX.

7. William Ewart Gladstone (1809-1898), estadista britânico e político liberal. Com uma carreira de mais de sessenta anos, serviu por 12 anos como primeiro-ministro do Reino Unido, distribuídos por quatro mandatos começando em 1868 e terminando em 1894.

8. Robert Browning (1809-1898), importante poeta inglês, publicou seu primeiro grande poema, "Paracelso", em 1835. O poema é sobre o médico e alquimista suíço do século XVI, Philippus Aureolus Theophrastus Bombastus von Hohenheim, ou mais conhecido pelo pseudônimo Paracelso. É uma de suas obras mais famosas que faz referência ao ato final que retrata Paracelso aos 48 anos de idade, morrendo em Salzburg, com o amigo Festus ao seu lado. Relata sua experiência de morte ao amigo a fim de "instruí-lo", para ter certeza de que o amigo compreenda a importância de salvar sua alma para a eternidade.

9. L, I, G, H, T, no original em inglês.

10. Trata-se de um dos refrões do hino "Hark! Hark, My Soul!" [Ouça, ouça, minha alma], de Frederick W. Faber (1814-1863), notável escritor de hinos e teólogo inglês.

Bibliografia

BARKER, Elsie. "Hapiness". *Universal Brotherhood*, vol. 12, n. 10, jan, 1898, N. Y.

BESANT, Annie. "Occultism, Semi-Occultism and Pseudo-occultism". *Adyar Pamphlets*, n. 19, sept. 1912, India.

BLAVATSKY, H. P. "Practical Occultism". *Lucifer*, vol. 2, n. 8, apr, 1888, London.

_____. "Occultism versus Occult Arts". *Lucifer* vol. 2, n. 9, may, 1888, London.

BROWNE, Hatie A. "Divine Fire". *Universal Brotherhood*, vol. 13, n. 12, mar, 1899. N. Y.

COLLINS, Mabel. "Death as a Psychic Experience". *The Occult Review*, vol. 2, n. 11, nov, 1905, London.

HORNE, Jessie. "Magic". *Universal Brotherhood Path*, vol. 15, n. 11, feb, 1901, California.

HUNT, Adelaide A. Deen. "Peace". *Universal Brotherhood*, vol. 13, n. 2, may, 1898, N. Y.

OFF, Luoise A. "Astral Ligth". *Theosophical Siftings*, vol. 3, The Theosophical Society, 1891, N. Y.

WHARTON, Amy N. "The Harmony". *Universal Brotherhood*, vol. 13, n. 12, mar, 1899, N. Y.

WOODS, Charlotte E. "Philoshopy of Sound". *Universal Brotherhood Path*, vol. 14, n. 10, jan, 1900, California.

Copyright desta edição © 2024, Ajna Editora

Todos os direitos reservados. Nenhuma parte desta obra poderá ser reproduzida ou transmitida de qualquer forma ou por quaisquer meios, eletrônicos ou mecânicos, incluindo fotocópia, gravação ou qualquer sistema de armazenamento e recuperação de informações, sem a permissão por escrito dos editores.

Nesta edição, respeitou-se o novo Acordo Ortográfico da Língua Portuguesa.

EDITORES Lilian Dionysia e Giovani das Graças
TRADUÇÃO Lilian Dionysia
PREPARAÇÃO Lucimara Leal
REVISÃO Heloisa Spaulonsi Dionysia
PROJETO GRÁFICO DO MIOLO E CAPA Tereza Bettinardi
DIAGRAMAÇÃO Ponto Design

2024
Todos os direitos desta edição
reservados à AJNA EDITORA LTDA.
ajnaeditora.com.br

Dados Internacionais de Catalogação na Publicação (CIP)(Câmara
Brasileira do Livro, SP, Brasil)

Oculto feminino : antologia de textos ocultistas de mulheres do
século XIX : volume 1 / H. P. Blavatsky...[et al.] ; seleção, tradução e
notas Lilian Dionysia. -- São Paulo : Ajna Editora, 2024.
Outros autores: Mabel Collins, Annie Besant, Louise A. Off

ISBN 978-65-89732-38-9

1. Mulheres - História - Século 19 2. Ocultismo
I. Blavatsky, H. P., 1831-1891 II. Collins, Mabel,
1851-1927. III. Besant, Annie, 1847-1933 IV. Off,
Louise A. V. Dionysia, Lilian.

24 226469   CDD-133

Índices para catálogo sistemático:
1. Ocultismo 133
Eliete Marques da Silva - Bibliotecária - CRB-8/9380

Primeira edição [2024]
Esta obra foi composta
em Chiswick Text e impressa
pela Rettec Artes Gráficas e Editora.